健康・実用

腎機能を守る！下げない！54のコツ

筑波大学医学医療系腎臓内科学教授
山縣邦弘 監修

JN270253

Gakken

Dr.山縣から

腎臓は〝ちょっと悪いだけ〟でもすぐに生活改善が必要！

本書を手にとっていただいたあなたは、おそらく健康診断や病院の検査で、こんなふうに言われたのではないでしょうか。

「たんぱく尿が出ていますね」「腎機能が低下しています」「慢性腎臓病ですね」

しかし、突然そんなことを言われても、〝ピンとこない〟人が大多数ではないかと思います。〝痛くもかゆくもないし、どこが病気なんだろう〟なんて思うかもしれません。

確かにそうなのです。慢性腎臓病の初期の段階では、**まったくといっていいほど、自覚症状は現れません。**そのため放置してしまう人がとても多いのです。けれども、この「**初期には自覚症状がない**」というのが、慢性腎臓病の怖いところであり、危険な〝**落とし穴**〟なのです。

◉腎臓は生命維持に欠かせない臓器

そもそも腎臓がどんな働きをしているのか、知っていますか？　そう、尿をつくる臓器ですね。生命活動のなかで生じる老廃物、たとえば尿素や尿酸、クレアチニンなどを、**尿として排出するのが腎臓の重要な仕事**です。しかし、それだけではありません。**ホルモンを分泌**したり、**血圧を調節**したりして、体内の環境を整えるのも、腎臓の仕事です。さらに、尿を排出することで体内の**水分調節**をしたり、ナトリウム、カリウム、リンなどの体内の**電解質をコントロール**する働きも担っています。これらはすべて、**生命を維持するために欠かせない働き**なのです。

◉ほうっておくと腎機能はどんどん低下する

慢性腎臓病とは、これらの腎機能が慢性的に低下した状態または、将来腎機能の低下を来《きた》しやすい状態をさし、「CKD」とも呼ばれます。具体的な診断基準は次のようになっています。

［次の①、②のいずれか、または両方が3ヶ月以上続くと、慢性腎臓病と診断］

①たんぱく尿が1日0・15g以上

加えて、尿異常、画像診断、血液検査などで腎臓に明らかな障害が見られる。

②腎機能の指標である糸球体ろ過量（GFR）が60未満

GFRは、「血清クレアチニン値（血液中の老廃物の量）」から算出される。

腎機能が慢性的に低下すると、**自然に元に戻ることはありません**。適切な治療を受けなければ、腎機能は徐々に低下していきます。たんぱく尿が出ている場合は、その程度が強いほど腎機能の悪化スピードが速いこともわかっています。

また、高血圧や糖尿病、脂質異常症、高尿酸血症、肥満などがあると、**そのスピー**

ドはどんどん加速していきます。腎機能が正常な状態の15%を下回った状態が、腎不全です。こうなると、透析療法や腎移植を行わなければ、**生命を維持することができません**。さらに、たんぱく尿の程度が強いほどまたは、腎機能が低下するほど、**心筋梗塞**や**脳卒中**などの心血管病にかかりやすくなることもわかっています。自覚症状がないからといって、決して〝たいしたことのない病気〟ではないのです。

◉悪化を防ぐには生活習慣の見直しが欠かせない

では慢性腎臓病の進行を防ぐためには、どうすればよいのでしょうか？　慢性腎臓病の危険因子は、主に次の5つです。

①加齢　②体質的な遺伝（家族に腎臓病の人がいる）
③高血圧や糖尿病、脂質異常症、肥満、高尿酸血症などの生活習慣病がある
④喫煙習慣がある　⑤過去にたんぱく尿や血尿が見つかったことがある

①や②、⑤は自分ではどうすることもできませんが、**それ以外は自分で改善できる**

ものです。最近は、③の生活習慣病から、慢性腎臓病を発症する人が増えています。生活習慣病をきちんと改善できれば、腎機能の低下を**食い止めることは十分できます**。そのためには**生活習慣の改善**が欠かせません。特に重要なのが**食生活**。腎臓は食生活の影響を非常に受けやすい臓器だからです。基本的なポイントは次の4つです。

①肥満を解消する……肥満はたんぱく尿を出しやすくする。自分の体格に合った適正体重（146ページ参照）を超えている人は、肥満を解消することが大事。

②塩分を控える……塩分のとりすぎは高血圧を招き、腎臓に負担をかける。高血圧がある人は、1日の塩分量は6g未満に。高血圧がなくても高塩分には気をつける。

③たんぱく質をとりすぎない……たんぱく質は、体内で使われたあとで腎臓から排出されるため、とりすぎると腎臓の負担に。ただし、最近はたんぱく質の摂取量がもともと少ない人も多い。GFRが60以上の人はとりすぎに注意。60未満ではたんぱく質の適正な摂取が必要になる。

④**エネルギー量を調整・確保する**……たんぱく質の摂取量を減らすと、そのぶんエネルギー量も減ってしまうため、体に必要なエネルギー量をしっかりとる工夫も大切。

本書では、この**4つのポイントが無理なく実行できるコツ**を紹介しています。さらに、腎臓を守るために知っておきたい、**運動や生活面でのコツ**も詰め込みました。いずれもちょっとした工夫で簡単にできるものばかり。**その数合わせて54個！**〝これならできそう〟と思うものからでよいので、まずは1つでも始めてみてください。

低下した腎機能を元に戻すことはできませんが、たんぱく尿は治療により消えることがあります。なるべく腎機能が低下する前の〝たんぱく尿だけ〟のときに、適切な治療を受けることが大切です。初期の段階から始めれば、腎機能を守り、**高い状態で維持する**ことができます。改善は**早く始めるほど、効果もアップ！** ぜひ今日から始めていきましょう。

筑波大学医学医療系腎臓内科学教授　山縣邦弘

目次

PART 1
いつもの料理でできる! エネルギー&塩分の改善で腎機能を守る

PART 2
忙しくてもあきらめない!
腎臓にやさしい外食・コンビニ食

PART 3 食事制限との上手な付き合い方

たんぱく質やカリウム制限もラクラク

PART 4

毎日の楽しみだって我慢しない！

腎臓をいたわる、おやつ・お酒の楽しみ方

PART 5

時間も手間も必要ナシ

腎機能&合併症に効く運動習慣

PART 6
毎日、続けられる！
腎機能をグッとよくする生活術

PART 1

いつもの料理でできる!

エネルギー&塩分の改善で腎機能を守る

腎機能に効く!

1 日本の和食は、腎臓にやさしいバランス食

食生活の改善でまず始めたいのは、食事の**量を見直す**こと。肥満ぎみの人は〝エネルギー多め〟の食事を続けていると、常に腎臓に負担をかけるからです。

エネルギーをつくるのは、米・パン・麺類・いも類・砂糖などに多い「**糖質**」、肉・魚・バター・植物油などに多い「**脂質**」、肉・魚・卵・大豆製品・乳製品などに多い「**たんぱく質**」の3つ。これらのバランスは、**糖質60%、脂質20~25%、たんぱく質15~20%**がよしとされていますが、腎機能低下がある人は、炭水化物や脂質が多くなっていることがあります。**毎日の食事でこのバランスを整えること**が大切です。

とはいうものの、1日3食、毎回、バランスを考えた食事をつくるのは、そう簡単

ではありませんよね。そこでおすすめしたいのが、**和食を食べる**こと。日本人になじみのある**典型的な和食**なら、難しいことを考えなくていいのです。

◎和食なら、自然に低エネルギー＆食物繊維たっぷり

和食がおすすめなのは、次のような特徴があるからです。

【典型的な和食の特徴】
・主食、主菜、副菜、汁物の組み合わせにより、多くの種類の食材がとれる
・野菜や海藻、豆類、きのこなど、食物繊維を含む食品が多い
・肉や油をたくさん使ったメニューが少ない

つまり和食なら、ごはん、肉や魚、卵、野菜、大豆製品といったさまざまな食品をとりつつも、〝肥満のもと〟となる肉や油は少なく、低エネルギーで食物繊維はしっ

かりとるという理想的な食事ができるのです。これを続けていれば、自然にエネルギーバランスがよくなり、**腎機能によいこと間違いナシ！**

次のポイントをおさえた和食づくりを、ぜひ実践してみてください。

【主食】典型的な和食ですから、主食はパンやそば、うどんではなく、**ごはんが理想**です。炊きたてのごはんはふっくらと大盛りにしたくなりますが、それではエネルギーオーバーに。1食当たり、**男性は茶碗に軽く2杯、女性は1・5杯まで**が目安です。

【主菜】肉料理よりも**魚料理を選びましょう**。和食にも肉じゃが、豚の角煮など、おいしい肉料理はたくさんありますが、どうしても**脂質が増えてエネルギーが多く**なってしまいます。〝いつも魚料理はちょっと……〟と思うかもしれませんが、旬の魚を使ったり、調理法を工夫すれば、いくらでも魚料理を楽しめますよ（28ページ参照）。

［副菜］ **2品以上つくる**ようにしましょう。きんぴらごぼう、ひじきの煮物、酢の物など、**簡単にできるものでOKです**。2品あれば、不足しがちなビタミンやミネラルを補うこともでき、栄養バランスがよりよくなります。

［汁物］ 定番のみそ汁は、塩分が多いのが難点。野菜や海藻、きのこ、大豆製品など、**具をたっぷり入れて**満足の1杯をつくり、**1日1回**にしてください。

最後にもう1つ。和食は意外に**高塩分という〝落とし穴〟**があります。塩分のとりすぎは腎臓の血管を傷つけるので、漬物は控える、「酸味」や「うま味」で塩分を補うなど、**減塩の工夫**を加えるようにしてください（36、42、46ページ参照）。

まとめ

食事は和食中心に。それだけで腎臓の負担減！

腎機能に効く！

2 主食はパン・麺よりごはん！白米より玄米、胚芽米が腎臓を守る

あなたがよく食べる主食は、ごはん、パン、麺類のどれでしょうか？

腎臓の負担となる肥満や高血圧は、**エネルギーのとりすぎが原因です。**エネルギーの多くを占めているのは**主食**なので、それを替えれば高エネルギーはラクに改善！肥満や高血圧への対策はバッチリです。

では、主食は何にすればいいのでしょう……。正解は、**ごはん**です。

主食はごはんで、塩分ゼロ&エネルギーアップを防ぐ

最近は、家でパンを焼く人も多いので知っている人も多いでしょうが、おいしいパ

ンには、**たっぷりの塩やバター**が欠かせません。それを食べれば塩分や脂質の量が増えるのは当然のこと。バターやジャムをぬれば、その量はもっとアップします。

麺類も、製造の過程で塩が使われているので**塩分量は多め**。さらに、食べるときの汁やソースによって塩分はもちろん、エネルギーも高くなりやすいのです。

それに比べてごはんはどうでしょう。**塩分量は、なんと〝ゼロ〟**。茶碗に軽く1杯のごはん（100g）と食パン6枚切り1枚のエネルギーはそれほど変わりませんので、**余分なエネルギーアップは防ぐことができます**。

主食は、〝パン派・麺派〟という人は、ぜひ〝**ごはん派**〟へ！　白米を食べるようにするだけでも十分ですが、**玄米**や**胚芽米**にしたり、**これらを白米に混ぜたり**すれば、**腎臓の血流をよくしたり肥満の改善に役立つ食物繊維もアップ**します。

まとめ

パンや麺類の隠れ塩分には要注意。ごはんを選べば減塩効果が高まる

腎機能に効く!

3 お肉料理は部位が肝心！〝牛肉はヒレ〟〝豚肉はもも〟

肉は、体をつくるたんぱく質が豊富なのでしっかりとりたい食品ですが、とりすぎには要注意。脂質量がぐんと高まって脂質異常症を招き、動脈硬化を進めます。**細かい血管が多い腎臓にとっては大きな負担となり、腎機能の低下を進めてしまう**こともあるのです。

ひとくちに〝肉〟といっても、種類や部位はさまざま。それによって、**脂質もエネルギー量もまったく違ってくる**ので、肉を食べるときは〝**低脂質&低エネルギーを選ぶ**〟と覚えておいてください。たとえば牛肉なら、バラ肉よりも**肩ロース肉**、それよりも**ヒレ肉**を選ぶのが断然おすすめです。

【牛肉100g当たりの脂質量とエネルギー量*】
バラ肉……50・0g/517kcal
肩ロース肉……37・4g/411kcal
ヒレ肉……15・0g/223kcal

豚肉は、バラ肉より**ロース肉**、ロース肉より**もも肉**を。鶏肉は、手羽肉より**もも肉**(皮なし 22ページ参照)、もも肉より**ささみ肉**を選ぶようにすれば、脂質とエネルギー量をしっかり抑えることができます。

〝今日はお肉料理!〟というときは、まず**どんな肉を食べるか決めて**からメニューを考えるのがおすすめですよ。

まとめ

肉料理をつくるなら、部位をチェック。肥満であれば、低脂質&低エネルギーを選ぶ

*数値は文部科学省「食品成分データベース」より

腎機能に効く！

4 肉の脂を切ると、脂質の量はなんと10分の1！

肉料理をおいしくヘルシーに食べるには、20ページで紹介した選び方のコツのほかに、**下ごしらえや調理の仕方を工夫する方法**があります。

これらをすべて実践すれば脂質ダウンの効果はかなりのもの。慢性腎臓病の原因に生活習慣病がある人にはどれもおすすめですが、最初からぜんぶやろうとすると長続きしにくいので、**まずは1つ、無理なくできる方法だけ**とり入れましょう。

◉脂身は調理前に切り落として脂質ダウン

肉の脂質を確実に減らすには、**脂身を食べないようにするの**がいちばん簡単。つまり、**調理の前に取り除いてしまう**のです。

買ってきた肉を取り出したら、脂身はできるだけ切り落としてしまいましょう。鶏肉の場合、手羽肉やもも肉、むね肉を選んだなら、**ついている皮をきれいに外していきます**。

[鶏肉100g当たりの脂質量とエネルギー量*]

もも肉（皮つき）……19・1g／253kcal
もも肉（皮なし）……4・8g／138kcal
むね肉（皮つき）……17・2g／244kcal
むね肉（皮なし）……1・9g／121kcal

このとおり、鶏むね肉なら、皮を外すだけで**エネルギーは半分以下に、脂質はなんと約10分の1**に抑えられるのですから、やらない手はありません。

＊数値は文部科学省「食品成分データベース」より

◉調理時は「網焼き・蒸し焼き」「ゆでる」を選ぶ

〝肉は脂があってこそ〟という人もいるでしょう。そんな人は、**シンプルに焼いて食べる**ようにすれば、**脂はそのままでOK**です。

［おすすめ調理法①］網焼き・蒸し焼き

熱した網の上で焼く「**網焼き**」は、網の目から余分な脂が滴り落ちるため、肉そのものをヘルシーに味わえます。焼くときに油をひく必要もないので、調理時の脂質も抑えられます。セイロを使ったり、フライパンに少量の水や酒を入れて蒸しあげる「**蒸し焼き**」なら、余分な脂を落としつつ、肉のうまみをしっかり残すことができます。

〝網焼きは手間がかかる〟という人には、**フッ素樹脂加工のフライパンで焼く**のがおすすめです。他のフライパンよりは、使う油は少量でOK。焼いている間に出てくる脂は、キッチンペーパーなどできちんと拭きとってください。

［おすすめ調理法②］ゆでる

牛肉や豚肉は**しゃぶしゃぶ**に、鶏肉は**ゆで鶏**にして食べれば、余分な脂を落としてサッパリ食べることができます。ゆでるときは**火が入る程度ですませ、ゆですぎない**のがポイントです。そうすれば、肉の柔らかさ＆ジューシーさをしっかり味わうことができます。

注意したいのは、「**煮込む**」「**揚げる**」調理法です。肉じゃが、から揚げ、とんかつなどは、どれもおいしい肉料理ですが、しょうゆやみそ、塩などの調味料やたっぷりの油があってこそ。その分、**脂質もエネルギーも塩分も高く**なっています。食べるなら、〝**ごくたまに**〟が正解です。

まとめ

下ごしらえや調理法の工夫でも、肉の脂はしっかり抑えられる

腎機能に効く!

5 おなかいっぱい食べるなら、肉も魚も〝混ぜ込みテク〟が◎

食生活の改善を続けていくなかで、〝**たまには、肉も魚もおなかいっぱい食べたい**〟と思うことは、誰にでもあるはず。そんなときは、〝**混ぜ込みテクニック**〟で大満足の一品をつくりましょう。

◉野菜や大豆製品を混ぜ込んでボリュームアップ

腎機能低下を防ぐ食事では、**たっぷりの野菜と1日1回の大豆製品が必須**です。

野菜は、低エネルギーなうえに動脈硬化対策に欠かせない食物繊維が豊富。**腎臓の血管にも、腎機能を悪化させる肥満の改善にもよい効果**をもたらします。大豆製品も

低エネルギーで食物繊維がバッチリ！　さらに、食事からしかとることができない「必須アミノ酸」をバランスよく含む「**良質なたんぱく質**」も多く含まれています。

〝今日はおなかいっぱい食べたい〟と思ったときは、ぜひ、これらをたっぷり混ぜ込んで調理しましょう。肉や魚だけを食べるよりも、**断然、腎臓にやさしくなります。**

たとえば、**ハンバーグ**はいかがでしょうか。たまねぎ、にんじん、大根、キャベツなどの野菜を細かく刻み、ひき肉と合わせて焼きましょう。しっかりと水切りした豆腐やおからを入れてもおいしく食べられます。

ギョウザ、**シューマイ**、**ロールキャベツ**、**手づくりソーセージ**など、ひき肉を使った料理ならどんなものでもＯＫ。魚なら、まぐろや白身魚を細かくたたき、**つみれ**や**つくね**にして混ぜ込むのがおすすめです。

まとめ

野菜や豆腐を混ぜ込めば、肉も魚もヘルシーにボリューム満点

腎機能に効く！

6 1日1回は青背の魚を食べて、腎臓によい脂をとる

脂質異常症や肥満が原因で、たんぱく尿や腎機能低下がある人にとって脂質は大敵！〝控えるのが当然〟と思っている人も多いでしょうが、実は**積極的にとりたいもの**もあります。

◉血中脂質を減らす「α・リノレン酸」なら、どんどんとりたい

脂質は、肉の脂、バターやラードなどの「動物性脂肪」と、サラダ油やオリーブ油などの「植物性脂肪」に分けられます。動物性脂肪には、血液中の中性脂肪やコレステロールを増やす「飽和脂肪酸」が、植物性脂肪には、血液中の余分な中性脂肪やコ

レステロールを減らす「不飽和脂肪酸」が多く含まれています。
〝それなら、不飽和脂肪酸をとるのが正解？〟と思った人もいるでしょう。
しかし、実は不飽和脂肪酸にも、一価不飽和脂肪酸、リノール酸、α - リノレン酸など、いくつかの種類があるので、そのなかから**より効果的なものだけ**を上手にとるのがおすすめです。

【積極的にとりたい脂質】

α - リノレン酸……魚の脂（DHA、EPA）、しそ油、えごま油　など

【とりすぎに注意する脂質】

飽和脂肪酸……肉の脂、ラード、牛乳、バター、チーズ　など

一価不飽和脂肪酸……オリーブ油、キャノーラ油（なたね油）　など

リノール酸……べにばな油（サフラワー油）、綿実油、コーン油、ひまわり油　など

α-リノレン酸がおすすめなのは、体内で「**EPA（エイコサペンタエン酸）**」や「**DHA（ドコサヘキサエン酸）**」に変化するため。EPAは**血液をサラサラに**、DHAは**血液中の中性脂肪やコレステロールを減らす**効果があるので、これらをしっかりとれば、腎機能低下を招く動脈硬化を防ぐのに役立ちます。

◉生で食べると、EPAやDHAが丸ごととれる

EPAやDHAをとるには、それらがたっぷり含まれている**魚の脂**をとること。**1日1回は魚料理を食べて、**〝腎臓によい脂質〟をしっかりとってください。

食べるときには、〝**新鮮なものを生のまま**〟がコツ。

魚の脂は、空気に触れると酸化して動脈硬化を起こす物質に変わってしまうので、できるだけ新鮮なものを鮮度のよいうちに、**刺身やマリネにして食べましょう**。これなら、**魚の栄養とよい脂を100%丸ごととる**ことができます。マリネなら、**しそ油やえごま油**を使えば動脈硬化予防の効果がぐっと高まります！

焼いたり煮たり炙ったりすると、せっかくの脂が流れ出てしまうので、調理はできるだけ手を抜くのがおすすめです。

毎日食べるなら、バリエーションは増やしておきたいもの。特におすすめなのは、**まぐろやいわし、さば、さわら、さんま、あじなどの青背の魚**ですが、〝それじゃなきゃダメ〟というわけではないので、**季節に合った魚**もとり入れていきましょう。

たとえば、春はさより、かつお、たい、夏はたちうお、いさき、かさご、秋ははまち、冬はかんぱち、ぶりがおすすめです。

こうした旬の魚は、手に入れやすい＆栄養価が高い＆おいしい、といいことだらけ！ 食べすぎには注意して、存分に味わいましょう。

まとめ

魚の脂はどんどんとってOK。新鮮なものを刺身やマリネで食べる

腎機能に効く！

7 “まずは野菜から”で、おなかを満たすひと工夫

次のような食習慣、あなたはいくつ当てはまりますか？

【注意したい食習慣】

□朝食は食べない。食事の時間は日によってバラバラ
□朝食をあまり食べない分、夕食はがっつり食べる
□満腹にならないと食べた気がしない
□人と比べて食べるスピードが早い
□テレビや新聞、雑誌、スマートフォンを見ながら食べる

これらはすべて、**食べすぎにつながる食習慣**。

朝食を抜いた分、昼食や夕食の量が増えてしまったり、空腹を我慢したために、おなかいっぱい食べてしまうことも。急いで食べたり、他のことをしながら食べたりするのも、満腹感が得られずに、ついたくさん食べてしまいます。

食べすぎは肥満や高血圧、高血糖を招くので、**たんぱく尿が増えたり、腎機能の低下を進めてしまいます**。

腎臓を守る食生活の基本は、**朝昼晩1日3回の食事を、ゆっくりとよく噛んで食べること**、そして**食べすぎないこと**。当たり前のことですが、忙しい毎日のなかでは意外に難しいもの。ラクに身につけるコツは、**野菜の食べ方をひと工夫する**ことです。

●最初に食べるだけで、おなかいっぱい＆リズムも整う

ひと工夫といっても、やることはとてもシンプル。**朝食も昼食も夕食も、ごはんや肉、魚よりもまず野菜から食べる**、それだけです。

野菜は食物繊維が豊富で、噛みごたえがあるものがたくさん。これらを食べるときは、**自然によく噛むようになります**。これが、脳の満腹中枢を刺激して、早めに〝**おなかいっぱいのサイン**〟を出してくれるのです。1食分すべて食べ終わるころには、おなかいっぱい。**おかわりの必要がなくなる**、というワケです。

これなら、ついつい食べすぎて次の食事が食べられなかったり、ちょびっとだけですませるなんてこともないはず。続けていけば、**1日3回の食事のリズムも整ってくるでしょう**。

◉野菜の健康効果もプラスで、一石二鳥！

野菜はなんといっても、**健康効果が抜群！**

脂質をほとんど含まないので**低エネルギー&食物繊維がたっぷり**含まれています。食物繊維は、コレステロールや中性脂肪の吸収を抑えたり、糖質の吸収を遅らせて血糖値の上昇を緩やかにするため、**肥満&高血糖予防**に役立ちます。また、腸内細菌のバランスを整えて腸の働きをよくし、**便通を改善させる効果**もあります。これも肥満の改善には有効です。

ほうれんそう、ピーマン、にんじん、トマトなどの緑黄色野菜には、**「β・カロテン」や「ビタミンB群」が豊富**。これらがもつ抗酸化作用は、血流をよくしたり、脂質や糖質の代謝を助けるので、**動脈硬化を防いで腎臓の血管を守る効果**も期待できます。

食べすぎを防げるうえ、これだけの健康効果が得られるのですから、やらない手はありません。腎臓の状態によっては、たっぷりの野菜がよくないこともありますが、医師から言われていなければ大丈夫（100ページ参照）。生野菜サラダに温野菜サラダ、野菜メインの副菜など、**どんなメニューでもOKなので、毎日積極的に食べる**ようにしましょう。

まとめ

食事は野菜から。それだけで、理想的な食べ方をラクにGET！

腎機能に効く!

8 酸味、香り、辛み、うまみを使えば、塩分多めの食習慣は変えられる

突然ですが、次の食習慣にあなたはいくつ当てはまりますか?

1つでも当てはまれば、**塩分のとりすぎ**かもしれませんよ。

[塩分多めの食習慣をチェック]

- □料理には必ずしょうゆやソースをかける
- □カレーやおでんなど、煮込み料理が好き
- □ハム、ソーセージ、チーズをよく食べる
- □インスタント食品をよく食べる
- □1日2杯以上みそ汁を飲む
- □ごはんには漬物が欠かせない
- □うどんやラーメンの汁は残さない

塩分のとりすぎは高血圧の原因になり、**腎臓の血管を傷つけて腎機能低下を進めます**。腎機能が低下すれば、**血圧はさらに高まって、より腎機能を低下させる**ので、慢性腎臓病では**減塩が鉄則**です。

しかし、これまでずっと塩分多めの食事をしていた人が突然薄味にしても、**〝おいしくない〟〝物足りない〟**と感じて、うまくいかないことでしょう。これを我慢しているのはストレスとなり、腎臓にとってもよくありません。

減塩のコツは、**塩分を減らしつつもおいしく食べること。次の4つの味わいを豊かに**してみてください。

◉肉や魚は、酸味、香り、辛みをプラスして減塩

まずは、①酢、レモン、ゆず、すだちなどの**「酸味」**、②しそ、しょうが、にんにく、みつば、パセリなどの**「香味野菜の香り」**、③わさび、からし、とうがらし、こし

ょう、カレー粉などの「**辛み**」です。これらはどれも、**肉や魚との相性がピッタリ！**

それぞれ**まったく違う味を楽しめる**ので、飽きてしまうこともないでしょう。

たとえば、〝腎臓にいい脂〟のDHAやEPAがたっぷりとれる青背の魚を焼いたら、**レモンやすだちをキュッとしぼって**食べましょう（28ページ参照）。脂っぽさが消えて味が引き締まり、しょうゆをかけるよりもサッパリいただけます。何より、味つけの手間がかからないのがうれしいところです。

肉料理なら、網焼きや蒸し焼きにして余分な脂はしっかり落とし、**しそやしょうがなどをふんだんに使ったタレ**で食べれば、風味豊かに味わうことができ、低脂質&低塩分です。刺激的な味わいを楽しみたいときは、**わさびやとうがらし、カレー粉などでピリッとした辛みをつければ**、味にメリハリがつくでしょう。

もちろん、肉料理に酸味を、魚料理に香りやスパイスを使ってもOKです。焼き野菜のソースやサラダのドレッシングに役立ててもおいしいので、野菜がどんどん食べられて、食物繊維アップは間違いナシ！

◉煮物や汁物はだしのうまみを使って減塩

そして最後、④「**だしのうまみ**」です。だしは、しいたけ、かつお節、昆布、煮干しを煮出したり、**鶏がらスープ**からとることができます。

たとえば昆布だしなら、鍋に水1ℓと昆布3枚（15～20g）を入れて火にかけ、沸騰直前に昆布をとり出します。冷ましてから冷蔵で2日間は保存が可能です。これを煮物にたっぷり使えば、具材にだしのうまみが加わり、**塩分はほんの少しでもしっかり味わえます**。みそ汁に使えば、味わい深い**本格的な一杯**に仕上がります。

みそ汁の代わりにだしのきいたスープをつくれば、洋食でも中華でも腎臓にうれしい減塩効果はバッチリでしょう。

まとめ

塩分以外の味わいを豊かにすれば、塩分控えめでも満足できる

腎機能に効く!

9 みそ汁は〝具だくさん〟にして、減塩&栄養満点の一品に!

おいしいみそ汁を飲むと、ホッとひと息つくことができ、体も温まります。

高血圧対策で減塩するなら、みそ汁はNG! と思っている人も多いでしょうが、**高塩分にならないように賢くつくれば大丈夫**です。

◉野菜、きのこ、豆腐など、好きな具は何でも入れる

みそ汁をつくるときのコツは、**〝具だくさん〟にすること**。

大根、にんじんなどの根菜、ほうれんそう、小松菜などの葉物野菜、しいたけ、えのきたけ、なめこ、豆腐、油揚げ、わかめなど、**合わせておいしい食品は何でも入れ**

てしまいましょう。そうしてつくったみそ汁を、いつものお椀によそってみてくださ い。すると、**汁の量が少ない**ことに気づくはず。

みそ汁は、みそが溶けたスープに多くの塩分が含まれているので、**スープの量を減らせば、しっかり食べても減塩**になるのです。さらに、たっぷり入れた具からは、食物繊維や良質なたんぱく質、ビタミン、ミネラルなどの栄養がとれるので、栄養バランスを整えたり、肥満の改善にも効果的です。

〝みそ汁大好き！〟という人は、具だくさんみそ汁なら、毎日飲んでもＯＫ。ただし、〝塩分ゼロ〟ではないことは覚えておいてください。汁が少ないからといって、おかわりしたり毎食食べたりするのはやめましょう。腎機能のためには、〝**1日1回の楽しみ**〟にとどめるのが大切です。

まとめ

1日1回でも満足できる具だくさんみそ汁をつくる

腎機能に効く！

10 あんかけ料理で手軽にグーンと減塩できる

腎機能維持を目指した減塩食をおいしく食べるには、36ページで紹介したような、塩分以外の味わいを豊かにする方法があります。しかしこれだけでは、〝この先ずっと、塩やしょうゆ、みその味は味わえないの？〟と不安になる人もいるでしょう。

〝減塩＝塩、しょうゆ、みそはＮＧ！〟なんてことはありません。これらの味を楽しむのにまずおすすめしたいのは、**とろとろの「あんかけ料理」**です。

●とろとろのあんで、うまみ＆のど越しアップ

塩分過多になりやすい料理といえば、「煮込み料理」でしょう。煮込み料理は、じっ

くりコトコト煮込んだ分だけ調味料が具材に染み込むので、どうしても高塩分に。だからといって、短時間で仕上げたり、使う調味料を減らしたりすると、おいしくなくなってしまうもの。

それなら、**塩、しょうゆやみそをベースにした調味料に水溶き片栗粉を加えて〝あん〟をつくる**のがいいでしょう。それを、蒸したり焼いたりした肉や魚、野菜にかけて食べれば、煮込み料理よりも**塩分量をぐんと減らす**ことができます。

とろとろのあんは具材によくからむので、**少しかけるだけでしっかりと味わえますし、**あんに閉じ込められた**具材のうまみも逃がしません！**

つるんとなめらかなあんは、**のど越しがよい**のも特徴。物足りなさを補うのに役立つこともあるはずです。

まとめ

とろとろのあんかけにすれば、減塩中でもしっかり塩分を味わえる

腎機能に効く!

11 肉料理&魚料理は、照り焼き・塩焼きで減塩成功!

塩やしょうゆを味わう腎機能対策の減塩法は、「あんかけ料理（42ページ参照）」だけではありません。肉や魚を食べるなら、**「照り焼き」「塩焼き」**もおすすめです。

◉「照り焼き」「塩焼き」なら、香ばしい香りでおいしさアップ

「照り焼き」「塩焼き」と聞いて、〝本当に大丈夫？〟と思った人もいるでしょう。

しかしこれらの特徴は、塩やしょうゆなどの調味料が**食品の表面にしかついていないこと**。調味料がしっかり染み込む煮込み料理に比べれば、**塩分量はかなり少なくてすむ**のです。

焼くときは、**こんがりと焼き目をつける**のがポイント。

肉や魚のうまみに香ばしさが加わって風味が増し、**食欲もおいしさもアップ！** ひと手間かけて網焼きにすれば、余分な脂が落とせてヘルシーさも加えられますよ（24ページ参照）。

香ばしさを重視するなら、**「揚げ物」にするのも手**。ただし、エネルギーのとりすぎにならないよう、**使う油は少量に**してください。おすすめは、サラダ油ではなく、**オリーブ油やごま油で揚げる**こと。それらのコクや風味が加わって、ひと味違う揚げ物に仕上がりますよ。

これらなら、しょうゆやソースはかけずに、ほんのちょっとの塩やレモン、ゆずやすだちをしぼるだけでおいしく味わうことができます。

まとめ

肉や魚で塩分を味わうなら、照り焼き、塩焼きにするのが正解！

腎機能に効く!

12 〝量るひと手間〟で、素早く、無駄なく、正確に塩分が減る

腎機能の低下がある人は、1日の食塩摂取量を**6g未満**にするのが目標です。日本人の1日の食塩摂取量は、男性が平均10・8g、女性が平均9・1g[*1]ですから、おおよそ、**半分の量に減らすイメージ**です。

これを実践するうえで覚えておきたいのは、**いわゆる〝塩〟だけが、高塩分の原因ではない**ということです。

[食塩1gを含む調味料とその量(目安)[*2]]

食塩……小さじ1/6杯(1g)　しょうゆ(濃口)……小さじ1杯(7g)

みそ……小さじ1と1/3杯（9g） ウスターソース……小さじ2杯（12g）
ケチャップ……大さじ2杯（30g） マヨネーズ……大さじ4杯（56g）

このように、私たちが日ごろ使っている調味料には、目に見えていない塩分がたくさん隠れています。それは調味料だけでなく、魚介類の塩蔵品、漬物、練り製品、肉の加工品などの食品でも同じこと。腎臓のために減塩を成功させるには、こうした食品も**少しずつ減らしていきましょう**。

「三種の神器」を使えば、減塩は確実！

せっかくの減塩ですから、効果は確実にしたいもの。無駄な労力は使わずしっかり塩分量を減らすには、**計量するのがいちばん**。〝そんな面倒なこと！〟と思う人もいるでしょう。しかし、それが**最も早く**、**無駄なく**、**正確**なのです。

計量に役立つのは、**「計量カップ」「計量スプーン」「はかり」**の3つ。それぞれ正し

＊1 厚生労働省「平成29年国民健康・栄養調査結果の概要」
＊2 数値は文部科学省「食品成分データベース」より

い使い方をマスターしておきましょう。

［計量カップ］しょうゆや酒などの**液体**や、小麦粉などの**粉**を量るのに使いましょう。100㎖、200㎖、250㎖、500㎖などさまざまなサイズがありますが、**使いやすければどれでもOK**。液体を量るときは、**平らな場所に置いて真横から目盛りを確認**します。ただし、上から見て正確に量れるタイプなら、その必要はナシ。粉を量るときは、**ふんわりと粉を入れ、軽くゆすってならしてから目盛りを見ましょう**。容量が増えてしまうので、上からギューッと押しつけるのはNGです。

［計量スプーン］**調味料を量る**ときに使いましょう。**15㎖の大さじと、5㎖の小さじの2本を用意**します。〝厳密に量りたい！〟という人は、1㎖や2・5㎖といった、より小さいサイズもそろえましょう。液体を量るときは、**表面張力で盛り上がる程度の量を入れて1さじ**です。粉を量るときは、**多めに取ってからヘラの柄などですりきり**

にすると、ぴったり1さじになります。

［はかり］食品の量を量るのに便利です。おすすめは、0・1g単位で量れる**デジタルタイプ**。量るときは、容器やパッケージの重さを引くのを忘れないようにしましょう。それを差し引いて量れるタイプもあります。

どうしても尻込みしてしまうなら、**「手ばかり」から始めてもOK**ですよ。

指の太さなどによって差はありますが、指2本でひとつまみすると約0・3g、指3本にすると約0・5gになります。計量スプーンに比べると正確さは劣りますが、目分量ですませるよりは減塩に役立ちます。

まとめ

計量カップや計量スプーンを味方にすれば、調味料でも食品でも、腎機能に合った減塩ができる

腎機能に効く！

13 腎機能維持に効果的！ 毎日350gの野菜が簡単にとれる

野菜は、**腎機能維持に効果的な食物繊維がたっぷり**。厚生労働省では、**野菜の目標摂取量を1日350g**としています。これを満たすには、**生野菜なら両手いっぱい、加熱した野菜なら片手いっぱいの量を**、1日3食、毎回食べなくてはいけません。

結構な量だなと思うでしょうが、コツをおさえてしまえば、**意外とラクちんです**。

「加熱&いろいろな料理に使う」だけで、食べる量はぐんと増える

野菜の量を増やすなら、**ゆでたり炒めたりして加熱するのがいちばん**。

両手いっぱいでボリューム満点の生野菜も、火を通せばグッとカサが減るので、ラ

クに食べきることができます。いも類や根菜など、生では食べられない種類の野菜を味わえるのも、メリットです。野菜そのものを楽しむなら、**温野菜サラダや野菜炒めにし**て食べるのがおすすめです。

主菜、副菜、汁物など、**あらゆる料理にちょこちょこと使う**のも、**摂取量を増やすコツ**。主菜なら、肉や魚と一緒にたっぷりの野菜を使ったり、26ページで紹介したハンバーグをつくるのもいいですね。

副菜は、きんぴらごぼう、ほうれんそうのごまあえ、おひたしなど、馴染みのあるものを毎回食べるようにするだけ。もちろん、生野菜サラダでもＯＫです。

汁物なら、みそ汁やスープの具に好きな野菜をたくさん使いましょう。これなら、加熱によって流れ出てしまうビタミンなども、逃さずとれます。

まとめ

野菜は加熱が基本！　肉や魚と合わせたり、スープにするのが上手な食べ方

腎機能に効く！

14 困ったときは、「海藻・きのこ・こんにゃく」を使う！

1日に必要な食物繊維の量は、**成人男性で20g以上、成人女性で18g以上**です。

食物繊維は、肥満の予防や改善に役立ったり、**動脈硬化を防いで腎臓の血流をよくする**など、**よい効果がたくさん！** 腎機能維持のためには、必要な量をしっかりとりたいところですが、それがなかなか難しいもの。なぜなら、**食品に含まれる食物繊維量はあまり多くない**のです。

たとえば、食物繊維が豊富な食品として名高いモロヘイヤは、たっぷり100g食べても、5・9gの食物繊維しかとることができません。ごぼうなら5・7g、ブロッコリーなら4・4g、キャベツはたった1・8gです。1日3回毎食、たくさんの野菜を食べたとしても、それだけでは、1日に必要な量の半分程度。残りの半分を補うには、**野菜以外の食品を上手に活用する**のがコツです。

◉海藻・きのこ・こんにゃくならエネルギーは気にしなくてOK

野菜以外で食物繊維をたくさん含んでいるのは、**いも類、豆類、海藻類、きのこ類、果物**。なかでもおすすめなのは、**海藻類、きのこ類、こんにゃく**です。

これらはどれも、**成分のほとんどが水分**。つまり、**エネルギーを気にする必要ナシ！**

食物繊維アップのために、どんどん食べたい食品なのです。

［100g当たりの食物繊維量とエネルギー量*（例）］

わかめ（生）……3・6g／16kcal

しいたけ……4・2g／19kcal

こんにゃく（精粉）……2・2g／5kcal

*数値は文部科学省「食品成分データベース」より

また、海藻やこんにゃくに含まれる水溶性食物繊維には、**コレステロールの吸収を抑えたり、腸内の有害物質を排出する働き**もあります。

きのこには、たくさんの不溶性食物繊維が含まれているので、よく噛んで食べることで**満腹感を得やすくなります**。

海藻は、わかめ、ひじき、昆布、のり、もずくなど、きのこは、しいたけ、えのきたけ、しめじ、なめこ、きくらげ、エリンギなどと、種類も豊富! **肉や魚と合わせたり、酢の物やサラダ、スープなど**、いろいろな料理に活用できます。こんにゃくも、どんな料理にも合わせやすく、独特の食感をプラスできますよ。

食物繊維アップの方法に困ったら、〝**いつもの料理に、海藻、きのこ、こんにゃくをプラス**〟そう覚えておいてください。

まとめ

海藻・きのこ・こんにゃくは万能食材。あらゆる料理にとり入れて有害物質排出!

PART 2

腎臓にやさしい 外食・コンビニ食

忙しくても
あきらめない!

腎機能に効く！

15 朝1杯の豆乳を飲むだけで、「肥満予防」の期待大！

外食中心の食生活では、**つい朝食を抜いてしまう**もの。

けれどその習慣、**腎臓にはとても危険！** 昼食や夕食をたっぷり食べるようになったり、間食が増えたりして食事のリズムが崩れやすくなり、腎臓の大敵である**「肥満」を招いてしまう**のです。

どうにか改善したいと思っていても、今までなかった〝朝食の時間〟をつくるのはなかなか難しいものです。でも大丈夫。おすすめしたいのは、**毎朝、コップ1杯または、1パックの豆乳を飲むこと**。これだけで**ライフスタイルは維持したまま、肥満を予防できる**こと、間違いナシ！

豆乳なら、栄養満載＆おなかも満足！

豆乳がおすすめなワケ、それは**大豆の栄養が丸ごととれる**からです。

大豆や大豆製品には、不飽和脂肪酸、サポニン、レシチンなど、コレステロールを下げるように働く成分が多く含まれているので、**動脈硬化を防いで腎臓の血管を守る**のに役立ちます。また、体内ではつくれない「必須アミノ酸」をバランスよく含んだ、**良質なたんぱく質も豊富。低エネルギー＆低コレステロール、食物繊維もたっぷり**ですから、**腎臓にとっては栄養メリット満載！** 肥満や脂質異常症のある人は特に、そうでない人も、**1日1回はとりたい食品**なのです。

そこに**豆乳の手軽さをプラス！** 豆乳はスーパーやコンビニなど、どこでも購入できますし、その場でググッと飲み干すだけ。パンやバナナなどを一緒に食べてもおいしいですが、豆乳だけでもおなかは十分満たされるはず。

これなら、時間も手間もかけずに、**大豆の栄養がしっかりとれて、食生活のリズム**

も整います。まさに一石二鳥！　外食中心の人には、ピッタリでしょう。

◉昼食や夜食、おやつ、おつまみでも大丈夫！

大豆や大豆製品は**種類が豊富なのも特徴の1つ。大豆、豆腐、豆乳**以外にも、**納豆、おから、ゆば、きなこ、枝豆、生揚げ**など、さまざまな食品があり、料理のバリエーションも豊かです。

あなたがよく行くお店やコンビニ、惣菜店にも、これらを使った料理があるはず。ランチでも夕食でも、主食・主菜・副菜、汁物の選び方を次のようにひと工夫するだけで、**1日1回の大豆・大豆製品はラクに達成**できますよ。

［主食でプラス］**ごはんを選び、納豆も一緒に注文**しましょう。

［主菜でプラス］**豆腐を使った料理を選びます。**麻婆豆腐やゴーヤチャンプルー、肉豆腐、豆腐ハンバーグなどいろいろな料理がありますから、その日の気分に合わせ

て食べたいものを選べばOKです。

［副菜でプラス］ 炒り豆腐、大豆の五目煮、おからなど、**大豆製品たっぷりの副菜を加える**ようにします。副菜のメニューもさまざまあるので、日替わりで選ぶ楽しみも増えるでしょう。

［汁物でプラス］ **豆腐や油揚げが入ったみそ汁**を選びます。みそは、大豆などを発酵させてつくった食品ですから、大豆製品をとるにはおすすめです。ただし、塩分のことを忘れず、**1日1回を守って具を味わう**ようにしてください。

［おやつ＆おつまみでプラス］ おやつなら、**きなこを使った和菓子**を選びましょう。おつまみなら、**冷奴や湯豆腐、枝豆を注文**すれば、焼き鳥やいかの塩辛などより、腎臓にはずっとやさしくなります（116、126ページ参照）。

まとめ

1日1回は大豆製品をとる。時短＆手間いらず！　朝1杯の豆乳

腎機能に効く!

16 外食は和定食or幕の内弁当が◎。丼物、麺類は定食スタイルに変える

外食メニューのほとんどは、量が多くて味が濃いめ。腎機能維持のために、〝減らしましょう〟なんていわれ、ガッカリしている人も多いのではないでしょうか。

そんな人に朗報! **外食でも健康的に楽しむ方法がある**のです。

◉和定食or幕の内弁当を基本ベースにする

14ページで紹介したように、エネルギーのとりすぎを防いで栄養バランスを整えるには、**典型的な和食がいちばん**。難しく考えなくても、肉や魚、卵、野菜、大豆製品といったあらゆる食品がとれて、低エネルギー&食物繊維たっぷりになるのですから、

外食でも、**これを選べば問題解決。**昼食も夕食も、**基本は和定食や幕の内弁当を選ぶようにしましょう。**

〝毎回同じもの？〟と思う人もいるでしょうが、心配いりません。名前は同じ「幕の内弁当」でも、お店によってメニューはさまざまです。お気に入りを探して、いろいろ食べ比べてみるのもきっと楽しいでしょう。

◉麺類、丼物などの単品メニューは、たまに＆ひと工夫

外食といえば、丼物、麺類、ハンバーガーなどの単品メニューが定番。いうまでもありませんが、これらは**エネルギーも塩分もたっぷり**です。

［エネルギー量＆塩分量の多い外食メニュー（例）*］
かつ丼……965kcal／4・0g
牛丼……744kcal／3・0g

＊数値は、『目で見る食品カロリー辞典［おかず・素材］2013～2014年最新版』学研パブリッシングより

ハンバーガー……502kcal／2・4g
ビーフカレー……658kcal／2・0g
ミートソーススパゲッティ……657kcal／2・7g
かけうどん……350kcal／4・2g

たとえば、1日にとってよいエネルギー量が1800kcalだった場合、かつ丼1杯を完食しただけで、エネルギー量はその半分以上に！　塩分は1日分6gの$\frac{2}{3}$にもなるのです！

ですから、こうした**単品メニューはできるだけ回数を減らす**ようにしましょう。**基本ベースの合間に、たまに楽しむ**くらいがおすすめです。

毎日の習慣になっているなら、**まずは3日に1回**に。それに慣れたら、**週に1回、2週に1回**と、徐々に減らしていけば大丈夫。そして、食べるときには、**次の秘策でエネルギーと塩分をしっかり調整**していきましょう。

［秘策1］〝定食スタイル〟を意識する

かつ丼や天丼なら、きんぴらごぼうやおひたし、酢の物などの**副菜をプラス**。カレーライスやラーメン、ハンバーガーなら、たっぷりの**野菜サラダをプラス**して、定食スタイルに変えてしまいましょう。

すると、偏っている栄養バランスを少しだけ、よくすることができます。

［秘策2］前後の食事で、1日のエネルギーと塩分を調整する

昼食で食べたなら夕食を、夕食で食べるつもりなら昼食を、**ヘルシー＆低塩分のメニューですませます**。これで調整すれば、腎臓にかかる負担もそれほど大きくなりません。

まとめ

外食は、和定食や幕の内弁当が正解！ 単品メニューも、定食スタイルにすればOK

腎機能に効く！

17 すし、焼肉、中華も食べられる！賢い外食のコツ

外食では、たまには**贅沢**をしたくなるもの。**すし、焼肉、中華**……。どれも**ついつい食べすぎてしまう**おいしいメニューですよね。**〝今日は贅沢する！〟と決めたとき**は、たった**1**つ、次のポイントだけは守るようにしてください。それさえできれば、**高エネルギーはしっかり抑えられ、腎機能をいたわった食事になるでしょう**。

◉たった1つ。これだけは守って贅沢を楽しむ

［すし］思うままに注文していると、気づいたときにはかなりの量に。**どんなネタで何貫食べるかを決めて**から行きましょう。脂ののった魚やマヨネーズを使った軍艦も

のは高エネルギー。まぐろの赤身のほうが、低エネルギーです。

［焼肉］ 肉と一緒に、**野菜もたっぷり食べる**ようにします。噛みごたえのある**野菜は、食べすぎ防止のカギ**。サラダ、焼き野菜、スープなどで、野菜をたっぷり食べてから、肉に手をつけましょう。

［中華］ 中華は、油をたっぷり使った料理が多いので、**食べすぎに注意**。**ちょうどよく食べられるぶんだけ注文しましょう**。特に、ギョウザやシューマイなどの点心はいろんな種類を食べたくなりますが、見た目よりも高エネルギー。ぐっとこらえるようにしてください。

まとめ

すし、焼肉、中華は、ワンポイント実践で食べすぎを防ぐ！

腎機能に効く!

18 外食のエネルギー量を〝大づかみ〟してラクに100kcalダウン

肥満がある場合、食べる量を減らせば、当然、腎臓の負担は軽くなります。

では、どのくらい？　これを知るには、**よく食べる外食のエネルギー量を〝大づかみ〟するのがコツ。**すると、**食べるメニューのエネルギー量をイメージできるようになってきます。**次を参考に、100kcalの量をイメージしてみましょう。

［100kcal当たりの食品の量（例）＊］

ごはん……小盛り$\frac{2}{3}$杯（茶碗1杯160kcal）

カレーライス……$\frac{1}{8}$皿（1皿810kcal）

＊腎疾患重症化予防のための戦略研究〈FROM-J〉栄養支援ワーキンググループ「生活・食事指導マニュアル」より

から揚げ……1個（1個110kcal）
かけそば……1/3杯（1杯340kcal）
肉まん……1/3個（1個310kcal）

◎から揚げを1個残せば、100kcalダウン

目の前に料理が出されたら、これをもとに**ザックリとエネルギー量を予想**してください。そして、**多めだなと思ったら、その分を減らせばよい**のです。

ごはんなら、少し小盛りにしてマイナス50kcal。カレーライスのような単品メニューなら1/8皿くらい残す、から揚げのような小さな揚げ物なら1個減らすと、摂取エネルギーを100kcal減らすことができます。

まとめ

よく食べるものはカロリーをチェック。ちょい残しでエネルギーダウンに

腎機能に効く!

19 余分な塩分をなくすのは、「かけるクセ」より「つけるクセ」

目の前に出された料理をしょうゆやソースで味わうとき、あなたはどんな行動をとるでしょうか? **しょうゆやソースを手にとって直接料理に回しかける。**そう思った人は、**塩分過多の「クセ」**がついているかもしれません。

おすすめしたいのは、**小皿に少量の調味料をとってつけて食べる**ことです。

◉調味料は「つける」に変えれば、減塩効果は絶大!

しょうゆなどの調味料は、料理に直接かけると量が多くなりがち。下にたまった調味料もしっかり吸収されるので、思った以上に高塩分になり、腎臓の血管を傷つけやすくなります。しょうゆなら、小さじ1杯程度で食塩の含有量は1g。無意識にサーッと回しかけたときの塩分は、相当な量になることがわかるでしょう。

今日からはぜひ、**「かける」**を**「つける」に変えて**みてください。

これなら、**足したい分だけ味をつけることができる**ので、余分にとる心配がなくなり、高血圧対策に◎。コツは〝べったり〟ではなく〝**少しだけ**〟です。それでも、味は十分に感じられるはずですし、素材の味をより堪能できるでしょう。

下味がついている料理なら、まずは、**何もつけずに食べてみるのもおすすめ**。余分な調味料は使わないのがいちばんなので、それでおいしければ、問題ナシ！

温かい料理は温かいうちに、冷たい料理は冷たいうちに食べるのも◯。調味料が少量でも、おいしく感じられますよ。

まとめ

しょうゆ、ソースは小皿にとる。サッとつければ、減塩&素材がおいしい一品に

腎機能に効く!

20 たくあん、梅干し、つけあわせを食べないだけで減塩効果が大!

調味料とともに見直したいのが、**塩分の多い加工品**。注意したいのは、たくあん、梅干しなどの漬物、たらこやあじの干物などの**魚介類の塩蔵品**、かまぼこやちくわなどの**練り製品**、ウインナーソーセージやベーコンなどの**肉の加工品**です。

練り製品や肉の加工品は、魚や肉のうまみが強いのであまり塩味を感じないもの。意外に思った人もいるかもしれませんね。

こうした食品のとりすぎは**高血圧を進め、慢性腎臓病を悪化させてしまいます**。これらの加工品は**1日1回を基本**にしましょう。そして、**どれか1つ食べたら、その他は食べないようにします**。おすすめは、〝**漬物は残す**〟を習慣にすることです。

〝漬物お残し〟を徹底すれば、減塩効果は大きい！

漬物は、お店で食べる和定食や丼もの、コンビニのお弁当やおにぎりセットなど、主食がごはんのときには、必ずついています。ごはんとともについつい食べてしまいますが、**梅干しならたった1個で塩分2・2g、たくあんなら3枚で1・3g**にもなります！　さらに、それを食べたら**他の加工品は一切食べられなくなる**としたら、漬物を控えるのが賢い選択ではないでしょうか？

毎日1～2gの減塩ができ、さらに、あじの干物でもソーセージでも、かまぼこでも、好きな加工品を1つだけ食べることができるのです。つい手を伸ばしてしまうなら、**食事の最初にサッとよけて、なかったことにする**のがおすすめです。

まとめ
定食やお弁当の漬物は残す！
その他の加工品は1つだけOK

腎機能に効く！

21 これがおすすめ！ 3ステップで実践「外食改善術」

食生活の改善が必要なのはわかっていても、〝外食中心だから、なかなか始められない〟という人は多いでしょう。そんな人におすすめなのが、「**外食改善術**」です。**たった3ステップで腎臓に負担をかけるエネルギー&塩分への対策がしっかりでき、さらに自炊派へのシフトにも役立つ、とっておきの方法**です！　一歩踏み出せずに困っている人は、ぜひ試してみてください。

◎ステップ1　できるものだけエネルギー&塩分対策！

・腹八分目を意識して、もったいなくても残す

・ラーメンやみそ汁の汁は全部飲まない
・定食メニューにして、多くの食品をとる
・漬物は食べない
・しょうゆやソース、ドレッシングは少量にする
・行きつけの店をつくり、量や塩分を調整してもらう

まずは、外食特有の高エネルギー・高塩分対策からスタート。ステップ1のなかから、**できそうなものだけでOK!** もちろん**1つだけでもいい**ので、今日から早速始めましょう。

ステップ2　エネルギー&塩分は確実に。たんぱく質もチェック

・カロリーや塩分表示のある店を選ぶ
・よく食べる食品は市販の食品成分表やスマホのアプリなどで確認する

・肉や魚などのたんぱく質の多い食品は、今までの量の半分にする意識で

ステップ1ができてきたら、ワンランクアップ！

エネルギーや塩分は、数値を見ながら減らし、腎機能維持に大切な「たんぱく質」の量にも注目していきます（88ページ参照）。

ただし、〝難しい〟〝つらい〟と思ったら、無理は禁物。腎機能低下がそれほど進んでいなければ、ステップ1を続けるだけでも十分です。

◉ステップ3　外食派から自炊派へ

・外食はできれば1日1回と決めて、朝と夜は自宅で料理して食べる

・ときには、昼も弁当にする「ノー外食デー」をつくる

ステップ2に手が届いてきたら、**外食そのものを減らす**のも難しくないでしょう。

完璧な〝脱外食〟でなくても、腎臓の負担をぐーんと減らすことができますよ。

外食改善でぜひ挑戦してほしいのは、**行きつけの店での調整**です。

外食は、どんな食品を使っているかわかりにくく、地域やお店によって量も味付けも違います。ファミリーレストランやファストフード店なら、栄養成分表示を参考にできますが、そうでない場合は、残すしかありません。〝もったいない〟と思うでしょうし、気を使いますよね。行きつけの店なら、こうした心配はなくなります。

薄味にしてもらう、調味料を別皿に入れてもらう、量を少なめにしてもらうなど、ちょっとしたワガママなら、聞いてもらえるはず。〝ありがとう〟〝ごちそうさま〟〝おいしかったよ〟さえ忘れなければ、気持ちよく外食改善できる場所なのです。

まとめ

困ったときは、外食改善計画。3ステップで自炊派へシフト！

腎機能に効く!

22 塩分&エネルギー対策の買い物は、目的とルートを決めて行く

コンビニやスーパーに並んだお弁当やお惣菜は、どれもおいしそうに見えるもの。ということは、今のあなたには**用心したい場所**。そこで、**高塩分&高エネルギーにならない上手な買い物法**を紹介します。

「買うものを決めて行く」のが賢い方法

まずは、①**入店前に買うものを決めておきましょう**。なんとなく行くと、つい甘いおやつやジュース、肉まんなどを買ってしまうもの。昼食、夕食、明日の朝食くらいザックリでよいので、**何を買うか目的を明確に**して行くようにします。

②**お店に入ったら、目的の場所へ進みましょう。**お菓子コーナー、パンコーナー、インスタント食品コーナーは特に危険なエリア。ひと目見ると、アレコレ理由をつけて買いたくなることもあるでしょう。新商品を見つけて手を伸ばすこともあるかもしれません。ここは〝**見ない&近寄らない**〟を徹底しましょう。

③**買うときは必ず、パッケージの栄養成分表示をチェック**（78ページ参照）。エネルギー、食塩（ナトリウム）、脂質、炭水化物（糖質）の量を確認して少ないものを選びます。お弁当なら、野菜の品数が多い幕の内弁当などを選びましょう（60ページ参照）。

そして、④**まっすぐレジに進み、会計をすませます。**レジ周りには、ちょっとしたおやつや軽食、特売品が並んでいるもの。〝**ついでに**〟**と手を出さないように注意しましょう。**これさえ我慢すれば、あとはゴールする（お店を出る）だけです。

まとめ

コンビニ、スーパーでの買い物は、買うものを決めてから&よそ見しない！

腎機能に効く！

23 栄養成分表示を見るだけで、エネルギー&塩分減！

お弁当やお惣菜などを買うときは、食品に記されている**栄養成分表示をチェックしましょう。**シンプルですが、実は、**腎機能維持の食生活に欠かせない特効策**なのです。

［栄養成分表示の例］

1食（114g当たり）の栄養成分

エネルギー……492kcal　たんぱく質……9・5g

脂質……………20・2g　炭水化物………67・9g

ナトリウム……3・1g　食塩相当量……8・0g

理由は簡単です。手にした食品が、右のように高エネルギー、高脂質、高塩分だったら？　これらを**より低い食品に変えたくなる**のは、あなただけではありません。

●重量とナトリウムの〝罠〟には要注意！

栄養成分表示には、**よく見てほしいところが2つ**あります。

1つは、**表示の基準。100g当たりか1袋当たりか**を確認しましょう。食品によって違いますし、表示は低エネルギーでも、実際に食べる量では、高エネルギーになることがあります。もう1つは、**ナトリウム量**。食塩相当量とは異なるので、食塩相当量の記載がないときは、「**ナトリウム量(mg)×2・54÷1000＝食塩相当量(g)**」で計算しましょう。

まとめ

栄養成分表示は必ずチェック。多いとわかれば、やめられる

腎機能に効く！

24 夕飯の残り物でＯＫ！ 簡単弁当で腎臓をいたわる

〝時間に余裕ができた〟〝気分転換したい〟そんなときは、**「簡単弁当」をつくってみましょう。**

腎機能維持を目指すあなたなら、栄養バランスのよいおかず、ちょうどよい味付け、多すぎない量、の**理想的なお弁当ができるはず**！　腎臓にとってはいい休息になりますよ。

◉腎臓にいい弁当は「３：１：２」のバランス

手づくり弁当は、上から見たときに**主食３：主菜１：副菜２**のバランスになるのが理想。主食、主菜、副菜のメニューは、次のポイントを意識してつくってみましょう。

［主食のポイント］

・ごはんは玄米や胚芽米に

・ときにはパンにする。全粒粉のパンやライ麦パンがおすすめ

基本スタイルは**ごはんのお弁当**。玄米や胚芽米なら食物繊維アップになります。塩分が気になるところですが、たまには、パンもよいでしょう。

［主菜のポイント］

・肉より魚のメニューの回数を多くする

・揚げ物は少なく。味付けは薄く

・ソーセージやハムはほどほどに

肉のおかずは、どうしても高エネルギーに。それが揚げ物なら、なおのこと。グッと我慢して、**魚の塩焼きや照り焼きをメインにしましょう**。ソーセージやハムは、高塩分な加工品の代表格。使う量には注意してください。

［副菜のポイント］
・揚げる、炒めるなど、主菜と同じ調理法は避ける
・2〜3品あると理想的
・佃煮や漬物など、塩分が多いものは控える

きんぴらごぼう、筑前煮などの**「おふくろの味」をたくさん入れれば、低エネルギー&食物繊維アップ**。**大豆製品もしっかりとれます**。食べるまでの間に味が染み込むので、味付けは薄めに。おかずのすき間に**佃煮や漬物を忍ばせるのは、NG**ですよ。

〝手づくり〟といっても、すべてつくる必要はありません。**前日の夕飯の残りやコンビニのお惣菜も使ってOK**。ときにはごはんだけを準備して、**おかずはぜんぶ買うの**

でもよしとしましょう。とにかく、気軽に楽しくが大切です。

◉弁当箱選びでも、エネルギー減！

3：1：2のバランスを守っても、**大きな弁当箱に詰めてはエネルギーオーバー**です。弁当箱の容量「○㎖」は、おおよそのエネルギー量に読み替えられます。つまり、容量800㎖のお弁当をきれいに食べれば、摂取エネルギー量は約800kcalに。となれば、**「1日の適正摂取エネルギー量÷3」に近い大きさの弁当箱に詰めると**、食べすぎる心配はなくなるワケです。一度、自分の弁当箱の容量を確認してみましょう。少し大きいくらいならお弁当の詰め方に要注意。かなり大きいものなら、自分にピッタリ合ったお弁当箱を購入するのがおすすめです。

まとめ
腎臓のメンテナンスには、3：1：2のバランス弁当がおすすめ

腎機能に効く！

25 食習慣の改善点は〝とりあえずメモ〟ですぐわかる

食生活の改善を確実に進めるには、**食事の内容を把握することがいちばん。**

でも、自分がどんな食生活を送っているか、〝実はよくわからない〟という人は少なくないでしょう。そんな人は、**「とりあえずメモ」の習慣を。**それを見れば、**自分の改善ポイントがすっきり見えてきます。**

朝、昼、夕に食べたものはサッとメモする習慣を

メモするのは、1日に食べたものと飲んだもの。間食もお酒もおつまみも、**口にしたものはぜーんぶ書き出して**おきます。書き方のコツは、次の4つです。

①**1日ごとに、朝、昼、夕の3ブロックに分けて書きます。**間食も飲み物も、このブロックのどこかに入れてしまえば、スッキリわかりやすくなります。

②**食べた時刻も書いておきます。**食事の間隔がわかる、重要ポイントです。

③**食べなかったときも、それがわかるようにしておきます。**「なし」でも「×」でも自分流でOKです。

④**気づく限り細かくメモしましょう。**みそ汁の具や、コーヒーに砂糖やミルクを入れたかどうかなど、**細かければ細かいほどGOOD!**　改善ポイントが見つけやすくなりますよ。

専用のメモ帳を準備してもいいですし、手帳に書いてもOK。スマートフォンの日記機能や食事を記録するアプリを使う方法もあります。デジタルカメラなどで、食事や飲み物を撮影しておいて、あとで書き起こすのもアリ。**どんな方法でもよい**ので、とりあえず、**食べたものや飲んだものがわかるように**しておくのがコツです。

◉メモが終わったら、改善点をチェック！

□食事のメニューに偏りはない？　野菜は食べている？
□外食は週に何回くらい？
□食事以外に食べている量はどれくらい？
□食事の時間や量は、日によってどれくらい違う？
□お酒を飲みすぎていない？　塩分の多いものを食べすぎていない？

1日や週の終わりに、これらを振り返ってみましょう。間食が多い、お酒の飲みすぎなど、**何か気づくことがあるはず**。それを修正するのが、**腎機能維持の第一歩**です。

まとめ

食べたもの＆飲んだものはすべてメモ。修正したい習慣が、スッキリわかる！

PART 3

食事制限との上手な付き合い方

たんぱく質や
カリウム制限も
ラクラク

腎機能に効く!

26 たんぱく質制限の特効策は、低たんぱく食品に〝差し替える〟

腎機能の低下が進むと、**たんぱく質の制限が必要**になる場合があります。

たんぱく質は、体をつくる材料になる栄養素ですが、**体内で消化・吸収されたり、エネルギー源として使われたあとは老廃物になります。**これを排出するには腎臓の働きが必要なので、**たんぱく質をとりすぎると腎臓に負担がかかる**のです。体格、病状などによりますが、**1日のたんぱく質量はおおよそ30〜60ｇ**に抑えていきます。

ただ、1日にどのくらいのたんぱく質をとっているか、わからないという人がほとんどではないでしょうか。最近ではたんぱく質の摂取量が普段から少ない人が多くいます。こうした人は、たんぱく質の制限だけを実施すると体力低下を招いて危険です。

実際にどのくらいたんぱく質をとっているのか、一度正確に調べてみましょう。たんぱく質は次のように、**肉**、**魚**、**卵**、**豆腐**などに多く含まれています。しかし、**ごはんやパン**などに含まれる量も完全無視はできません。

[身近な食品に含まれるたんぱく質量]*

ごはん（茶碗1杯・180g）……4・5g
食パン（6枚切り1枚・60g）……5・6g
ゆでうどん（1玉・240g）……6・2g
鶏卵（1個・50g）……6・2g
牛乳（コップ1杯・180g）……5・9g
もめん豆腐（1/3丁・100g）……6・6g
肉（50g当たり）……牛もも（脂身つき）9・6g／豚もも（脂身つき）10・3g／鶏もも（脂身つき）8・7g

＊数値は、文部科学省「食品成分データベース」より計算

魚（50g当たり）……あじ（まあじ）9・9g／
まぐろ（くろまぐろ・赤身）13・2g／さけ11・3g

ふだん食べている食品のたんぱく質量が、なんとなくつかめましたか？

◉食品を替えれば、食べる量はそのままでOK

たんぱく質量を把握するのは難しくても、**量を減らすのはとても簡単。**
おすすめの方法はただ1つ、**いつもの食品をたんぱく質が少ない食品に差し替えるだけです。**たとえば、まぐろをたらに替えれば**9gダウン、**もめん豆腐は絹ごし豆腐にするだけで、**1・7gダウン**になるのです！

［差し替え例とたんぱく質量（100g当たり）*］
まぐろ（赤身）……26・4g　↓　たら（白身の魚）……17・4g
豚もも肉（脂身つき）……20・5g　↓　豚バラ肉（脂身つき）……14・4g

＊数値は、文部科学省「食品成分データベース」より計算

もめん豆腐……6・6g　↓　絹ごし豆腐……4・9g

これなら、**食べる量はこれまでどおりでOK！**

食事のボリュームが減らないので、低たんぱく質でも**エネルギー不足の心配は少なく**（7・94ページ参照）、**満足できる食事**になるでしょう。

◎「たんぱく質をまったくとらない」はNG！

〝たんぱく質量を考えないといけないなら、食べないほうがラク〟と思う人もいるかもしれませんが、**それはNG！**　肉や魚、卵、乳製品に含まれる**動物性たんぱく質には、体内ではつくられない「必須アミノ酸」が豊富**。体にとって大事な栄養なので、**量は減らしてもちゃんと食べることが大事です。**

まとめ
肉や魚、豆腐の種類を替える。たんぱく質制限はそれだけでOK

腎機能に効く!

27 「治療用特殊食品」を味方に、ごはんもおかずもしっかり食べる

たんぱく質制限が必要なのはわかっている、でも、**たまにはごはんもおかずもしっかり食べたい！** そんな悩みをスッキリ解消する方法、実はちゃんとあるのです。

それは、**いつものごはん・パン・麺などを「治療用特殊食品」に変えること。**

●たんぱく質調整食品なら、ただ食べるだけ

治療用特殊食品とは、病気の治療のために特定の栄養成分を調整した食品のこと。

一般の食品よりたんぱく質量が抑えられている「**たんぱく質調整食品**」には、ごはんにパン、うどんやパスタなどさまざまな種類があるので、**主食の代用にはピッタリ。**

たとえば普通のごはんなら、**茶碗1杯（180g）でたんぱく質量は4・5g**ですから、**1日3食食べれば13・5g**のたんぱく質量になります。ところが、たんぱく質調整のごはんなら、**同じ量のごはんでもたんぱく質はなんと0・2g！　3食食べてもたった0・6g**ですむので、＊通常のごはんでとっていた12・9g分のたんぱく質を、肉や魚、卵からとれることになります。これなら、おかずの**選択肢が一気に増え、食べたいものをそのまま食べてもOK！**　なんてこともあるかもしれません。どうです？　これまでの**悩みがスッキリ解消**したでしょう。

ただし、たんぱく質調整食品は一般の食品より価格が**やや割高**なので、頻繁に使うと経済的な負担が大きくなります。また、間違った方法で使ってしまわないよう、**食品の選び方や使う量・タイミングなどは、医師、管理栄養士とよく相談**してください。

まとめ

たんぱく質を調整したごはんを使えば、おかずはそのまま食べられる

＊たんぱく質$\frac{1}{25}$調整ごはんの場合。たんぱく質の調整具合は商品によって異なる

腎機能に効く!

28 朝食の卵は、目玉焼きやスクランブルエッグがおすすめ

たんぱく質を多く含む食品は、**実はエネルギー量も豊富**。ということは、**腎臓をいたわってたんぱく質を減らすと、その分エネルギー量も減る**ことになります。

〝エネルギーも減るなんて一石二鳥!〟と思った人もいるでしょう。確かに、エネルギーのとりすぎは肥満を招くのでNGです。しかし、**エネルギーが不足するのもNG!**

足りないエネルギーを補おうと、体内に蓄えられていたたんぱく質が使われて、たんぱく質消費による老廃物がどんどん増えることになるのです。〝老廃物処理係〟である腎臓にとって、これが負担でないわけがありません。たんぱく質制限は、**必要なエネルギーを確保しつつ行うのが鉄則**。それには、**糖質や脂質を上手に使うのがコツ**です。

◎“禁断”の油・砂糖を使ってエネルギーアップ

“糖質や脂質を使う”と聞いて、たっぷりの砂糖や油をイメージした人は用心してください。これらを使ってエネルギー量をアップさせますが、**必要以上には使いません。**

次のように“**ちょこっとだけ**”が**ポイント**です。

［少量の油で焼く or 揚げる］

油は、ほんの少しの量でもエネルギー確保に役立ちます。**オリーブ油、ごま油、サラダ油などの植物油なら、大さじ1で約100kcal**です。これを使って「煮る・ゆでる」メニューを、**「焼く・揚げる」に替えていく**のです

たとえば、朝食の**ゆで卵を、目玉焼きに**してみましょう。たんぱく質量は卵1個分で同じですが、**フライパンにひいた油のエネルギー量はプラス**されます。肉や魚も**油をひいて焼くか、衣をつけてカツレツやムニエルにする**のがおすすめです。

[砂糖や片栗粉を使って調理する]

糖質でエネルギー量を上げるには、**砂糖や片栗粉、春雨などのでんぷん製品を使います。砂糖（上白糖）なら、小さじ1で12kcal、片栗粉は10kcal**です。

〝少量の油〟を意識しているとはいえ、毎朝目玉焼きでは飽きてしまうので、**砂糖で味つけしたスクランブルエッグや卵焼き**もエネルギーアップに役立てましょう。肉や魚なら、**片栗粉と砂糖を使ったあんかけ料理がおすすめ**です。

でんぷん製品は小麦粉やとうもろこしなどのでんぷんでつくられているので、**たんぱく質をほとんど含みません。でんぷん米やでんぷん餅**などの主食もあれば、**春雨、くずきり、タピオカ**など、おかずやおやつに使えるものもたくさんあります。

◉エネルギー量の確保は1日3回を均等に

エネルギーアップは、栄養バランスや食事のリズムが乱れないよう、**1日3回の食事でできるだけ均等にするのがポイント**です。

また、**あくまでも適正なエネルギー量にすること**を忘れてはいけません。つまり、肥満がある人は、すでに自分に合ったエネルギー量をオーバーしているので、エネルギーアップの必要はありません。次の①と②から**自分の適正摂取エネルギー量**を計算して、それを超えないように注意しましょう。

［適正摂取エネルギー量の計算方法］

①身長（m）×身長（m）×22＝標準体重（kg）

②標準体重（kg）×身体活動量（kcal）＝1日の適正摂取エネルギー量（kcal）。身体活動量は、デスクワークが中心なら25～30、立ち仕事が多いなら30～35、力仕事が多いなら35以上。

まとめ

低たんぱく質食でのエネルギー不足は、油、砂糖、片栗粉の〝ちょい足し〟で防ぐ

腎機能に効く！

29 おやつタイムはチャンス！ しっかりとってエネルギーアップ

エネルギー量を増やすなら、ごはんやパンを食べるのが手っ取り早いと思う人もいるでしょう。しかし、これらを食べればたんぱく質も増えるので、いい方法ではありません。また、94ページのような調理の工夫は〝ちょっとめんどくさい〟〝外食ばかりだから無理〟という人もいるはず。

それなら、**おやつで増やすのはどうでしょうか？**

間食によるエネルギー補給なら、**エネルギー量を計算しやすく**、なにより**手間がかからないのでラクちん**です。エネルギーアップにおすすめなのは、たんぱく質をほとんど含まない次のような食品です。

［おやつにおすすめの食品のエネルギー量とたんぱく質量］*
果汁30％りんごジュース（250㎖）……115kcal／微量
サイダー（300㎖）……123kcal／微量
オレンジゼリー（1個・100g）……89kcal／2・1g
ワインゼリー（1個・100g）……66kcal／1・7g

このほか、**あめやゼリービーンズ**などをつまむのもおすすめです。

注意したいのは、バターを使った甘いお菓子やチョコレート。おやつというと、ついそれらを手にしてしまいますが、**実は高たんぱく質のものがたくさん。**パッケージの**栄養成分をチェックして、**たんぱく質が少ないものだけ食べるようにしましょう。

まとめ

たんぱく質制限中のおやつは、りんごジュース、サイダー、ゼリーが◎

＊数値は、文部科学省「食品成分データベース」より計算

腎機能に効く!

30 カリウムカットの〝カギ〟は「さらす」「ゆでる」「しぼる」

腎機能の低下が進むと、たんぱく質以外にもう2つ、**「カリウム」と「リン」の制限が必要**になってきます。**リンについては104ページ**で紹介しますので、ここでは、**カリウムの摂取制限**について、詳しくお話ししましょう。

「カリウム」はミネラルの一種で、ナトリウムの排出を促して血圧を下げるなど、体内の環境を整える働きをしています。

健康な状態では、腎臓の働きによって体内のカリウム量は一定に保たれていますが、**腎機能が低下してくると、カリウムの排出が滞ってしまいます。すると、血液中のカリウム濃度がぐんぐん高くなっていき、「高カリウム血症」を起こすことがあります。**

高カリウム血症のある人は不整脈などから**「突然死」を起こす危険があるので、カリウムを増やさないよう、**食事による制限が必要になります。

◉食材知識と下ごしらえの〝合わせ技〟が◎

どれくらい制限するかは、高カリウムの状態によって1日2000mg以下や1500mg以下などと決められます。しかし、**自分がとったカリウム量を把握するのはとても難しい**ので、数値をチェックしていくのは得策ではないでしょう。

要は、**高カリウムを防げればOK！**　細かいことは気にせずに、**次の2つの方法をとり入れるのが簡単**です。

［1］カリウムが多い食品を減らす

野菜……ほうれんそう／小松菜／かぼちゃ／たけのこ（ゆで）

果物……バナナ／いちご／メロン／キウイフルーツ／ドライフルーツ

いも類……さといも／さつまいも／じゃがいも／やまいも

［2］野菜&いも類は下ごしらえでカリウムカット

①さらす……**カリウムは水に溶けやすい性質がある**ため、野菜もいも類も**切って水にさらしておくと、カリウム量を大幅カット**できます。たとえばたまねぎなら、約40％減に。

②ゆでる……**ゆでることで水に溶け出させるのもおすすめ**。ほうれんそうなどの葉物野菜なら約45％、山菜ではなんと約70％も減らせるのです。**ゆで汁にはカリウムが溶け出しているので、使わずに捨ててください**。

③しぼる……さらしたりゆでたりした後は、**よーくしぼって水けをきること**。それによって、**溶け出したカリウム量をさらにカット**できます。

この2つの方法なら、〝食品を減らすほうがラクだからそれだけやろう〟と思う人もいるでしょうが、そうはいきません。

減塩やたんぱく質制限成功の〝カギ〟を握るのはたっぷりの野菜なので、**高カリウムの食品を減らすだけというのはNG**です。

必ず、「さらす・ゆでる・しぼる」との〝合わせ技〟で、野菜を食べるようにしてください。

葉物野菜なら**おひたし**にすれば、①〜③**まですべて実践できます**し、いも類は**煮物にすればOK**です。細かく切って水に触れる面を多くしておけば、①②**だけでも十分なカリウムダウン**になります。ただし、カリウムが溶け出している煮汁は飲まないようにしてください。

まとめ

「控える&さらす・ゆでる・しぼる」でカリウム制限は難なくできる

腎機能に効く!

31 たんぱく質を減らせていれば、リンの管理は楽勝!

「リン」は、カルシウムと結びついて骨や歯を丈夫にするミネラルです。カリウムと同じように腎臓によって一定量に保たれているので、**腎機能が低下しているとうまく排出されなくなり、「高リン血症」を招く危険**があります。

高リン血症は、**腎機能をさらに低下させる**ほか、体内のカルシウムが不足するようになるため、**骨がもろくなってしまいます**。また、増えすぎたリンがカルシウムとくっついて動脈内にたまることで、**心筋梗塞や脳梗塞のリスクも高くなります**。

ここまで読むと、〝徹底的にリン制限をしなくては!〟と思う人もいるでしょう。ところがうれしいことに、リンはたんぱく質の多い食品にたくさん含まれているので、

たんぱく質制限がしっかりできていれば、自然に減らせているのです。カリウムを減らす「さらす、ゆでる、しぼる」でも減っています。つまりリンについては、**特に多い食品を減らすだけで、効果〝大〟**です。

特にリンの多い食品だけは注意する

リンを多く含む食品は、**卵（卵黄）、牛乳、チーズ、ししゃも、田作り、するめ、たらこ、うなぎ、ロースハム、ピーナッツ、アーモンド**です。

そのほか、**ファストフードやインスタント食品、清涼飲料水などは食べすぎ・飲みすぎない**ようにしましょう。こうした加工食品には、「リン酸塩」という体に吸収されやすいリンの一種がたくさん含まれています。

まとめ
低たんぱく食をちゃんと実践すると、リンの量は自然に減る

腎機能に効く!

32 〝朝抜き、昼そば、夜たくさん〟をやめて血糖値を下げる

腎機能低下の原因が、**糖尿病の治療を放置したことだった**という人は少なくありません。糖尿病は、血液中のブドウ糖（血糖）が増える病気です。血液中のブドウ糖濃度が高い高血糖の状態は、血管を傷つけて動脈硬化を進めるので、当然、**腎臓の血管もボロボロになり、腎機能が低下してしまいます。**

◉血糖値上昇を防ぐ食事のポイントは3つだけ

こうした糖尿病による腎機能の低下がある、いわゆる「**糖尿病性腎症**」の人は、**腎機能維持にちょっとしたコツが必要です。**それにはまず、**血糖コントロールを優先す**

ること。減塩やたんぱく質制限などの腎機能対策は、それをベースに行います。

そして、**血糖をコントロールするには3つのポイントをおさえること**。血糖コントロールというと、ごはんも肉も少し、おやつなんてもってのほか！というイメージがあるようですが、ポイントさえおさえれば、**原則食べていけないものはない**のです。

［ポイント1］エネルギー量は自分に合った量に

糖尿病の人は**食べすぎの傾向があるので、それを改善すること**。1日の摂取エネルギー量は活動量によって異なりますが（97ページ参照）、肥満の人は自分の標準体重1kg当たり20～25kcalを目指します。一般に、**成人男性なら1日1400～2000kcal、成人女性なら1日1200～1800kcal**になります。

［ポイント2］栄養バランスを意識して食べる

エネルギーになる**炭水化物、たんぱく質、脂質のバランスをよくするのが大事**。炭水化物は50～60％にして食物繊維を多めに、脂質は25％以下を目安にします。**ごはんやパン、麺類、いも類などの炭水化物は血糖値を上昇させるので、くれぐれも食べすぎない**ようにしましょう。

［ポイント3］1日3食、規則正しく食べる

食事の回数が多いのはもちろん、少ないのも食べすぎにつながり、血糖値が上がりやすくなります。特に、忙しいときにやりがちな**「朝抜き、昼そば、夜たくさん」は、血糖値上昇の大敵！　スッパリやめるのが正解**です。**食事は時間をしっかりとって、ゆっくりよく噛んで食べましょう**。すると、血糖値の急上昇も食べすぎも防ぐことができます。

●早めの血糖コントロールが大事

どれも普通のことすぎて驚いた人もいるでしょう。しかし、血糖コントロールは、

これだけで十分。ですから、**一刻も早く始めてください。**

糖尿病腎症は、重症度別に第1期〜第5期に分かれていて、**病気が進めば進むほど、食事制限は厳しくなります。***

たとえば、それほど進んでいない1期や2期なら、血糖コントロールや生活習慣の改善だけで、改善・治癒が望めます。しかし、腎不全期といわれる4期なら、血糖コントロールに1日6g未満の塩分制限と体重×0・6〜0・8gのたんぱく質制限、それにカリウム制限やリンの制限も加わります。

ここまでくると、逃げ出したい気持ちになったり、治療をあきらめてしまったりするもの。ですから、**そうなる前のラクちん段階のときに、しっかり血糖値をコントロールする**ことが大事です。

まとめ

1日3食、規則正しく、バランスよくが腎機能にも血糖値にも◎

*日本糖尿病学会「糖尿病治療ガイド2014-2015」より

腎機能に効く!

33 腎機能対策&要注意食品対策で合併症予防はOK

高血圧、糖尿病と並んで合併しやすいのが、**「脂質異常症」**と**「高尿酸血症」**です。

脂質異常症は、血液中のコレステロールや中性脂肪のバランスが崩れることで**動脈硬化を進め、腎臓の血管を障害**します。ほうっておけば、心臓や脳の血管も傷つけて**命にかかわる危険があります。**

一方の高尿酸血症は、**腎機能の低下によってうまく排出されなかった「尿酸」が血液中にたまる病気**です。**激しい痛みを伴う痛風や尿路結石のリスク**があります。

コレステロール値や尿酸値がよくない人は、**腎機能対策の食生活にプラスして、数値を高める食品をとりすぎないことも大事です。**コレステロール値が高い人は、**高コ**

レステロール食品を控えめに。尿酸値が高い人は、**尿酸値を上げる「プリン体」の多い食品をとりすぎないようにしましょう。**

［とりすぎ注意の高コレステロール食品（例）[*1]］
うなぎのかば焼き（1串100g）……230mg／
いくら（25g大さじ1）……120mg／鶏卵（1個60g）……250mg／
たらこ（1/2腹30g）……110mg／鶏レバー（50g）……190mg／
ししゃも（3尾45g）……100mg

［とりすぎに注意したい高プリン体食品（例・100g／mℓ当たり）[*2]］
鶏レバー……312・2mg／いさき白子……305・5mg／
かつお……211・4mg／大正えび……273・2mg／
ビール……4・4〜8・4mg

＊1　数値は、文部科学省「食品成分データベース」より計算。＊2　数値は、『高尿酸血症・痛風の治療ガイドライン（第2版）』メディカルレビュー社より

高コレステロール食品は、コレステロール以外の栄養も豊富に含まれているので、**まったく食べないのはよくありません。あくまでも食べすぎ注意！**と覚えておいてください。

また、〝食品に注意するだけで脂質異常症や高尿酸血症が防げるの⁉〟と疑問に思う人もいるでしょう。確かに、これだけで予防するのは難しいもの。コレステロールの吸収を抑えて腎機能を助ける**青背の魚、野菜、海藻類、大豆製品を積極的に食べたり、尿酸値を上げるお酒や油分の多い食事は改善する**必要があります。もちろん、**適度な運動習慣も大事**です。

でもそれは、**腎機能対策でやるのと同じこと。**腎機能維持の食生活がちゃんとできていれば、それが脂質異常症予防にも、高尿酸血症予防にもなるのです。

まとめ

高コレステロール、高プリン体食品は要注意。それ以外は、腎機能対策で十分！

PART 4

腎臓をいたわる、おやつ・お酒の楽しみ方

毎日の楽しみ
だって
我慢しない!

腎機能に効く!

34 「おやつは3時」。時間と量を決めて賢く食べる

ちょっとひと息入れたいときや気分転換をしたいときに、甘いおやつはうれしいもの。腎機能が気になる人でも、**食べすぎに気をつければ大丈夫**。たんぱく質を控えている人なら、不足しがちなエネルギーをおやつで補うこともできます(98ページ参照)。

●時間と量を決めれば余分に食べずにすむ

甘いお菓子やスナック菓子は、砂糖や脂質が多く、高エネルギーです。食べすぎると、肥満や高血糖、高血圧を招いて腎臓に負担をかけるので、食べすぎには注意してください。**時間と量をきちんと決めておくのが、食べすぎを防ぐコツ**です。

［時間を決めて食べる］

午後3時など、**おやつの時間を決めて、それ以外の時間帯は食べない**ようにします。寝る2時間前は、肥満につながりやすいので避けてください。毎日おやつを食べている人は、**段階的に減らして**いきましょう。

［量を決めて食べる］

お菓子は買い置きせず、**食べる分だけを買う**ようにしてください。そして、袋などからそのまま食べず、**食べる分だけを皿に出す**ようにします。また、お菓子が手の届くところに置いてあると、つい〝ながら食い〟してしまいがち。ふだんは、**目につかない場所にしまっておく**のが鉄則です。

まとめ

時間と量をきっちり決めれば、おやつだって楽しめる

腎機能に効く!

35 ポテトチップよりショートケーキ、ショートケーキより大福が◎

腎機能が低下していても、**おやつは食べられます**。とはいえ、何でもかんでも食べていては、腎臓に負担をかけてしまいます。腎臓に悪影響を与えるのは、**エネルギー、たんぱく質、塩分のとりすぎ**。**これらに気をつけて、おやつを選ぶのがコツ**です。

◉低エネルギー、低たんぱく、低塩分のものを選ぶ

ショートケーキやシュークリームなどの**洋菓子は、卵やバター、生クリームなどがたっぷり**使われているため、たんぱく質や脂質が多く含まれています。また、サクサクと食べやすい**スナック菓子は、エネルギー&塩分も多いもの**。主なおやつを比べて

みると、次のようになります。

［主なおやつのエネルギー量、塩分、たんぱく質量］

肉まん（1個・110g）……286kcal／1・3g／11・0g
ポテトチップ（1袋・60g）……332kcal／0・6g／2・8g
ショートケーキ（1個・80g）……262kcal／0・2g／5・7g
大福もち（1個・100g）……235kcal／0・1g／4・8g
チョコレート（1枚・55g）……307kcal／0・1g／3・8g

寒い季節のおやつにうれしい**肉まん**ですが、エネルギーが高く、腎臓に負担をかけるたんぱく質のとりすぎにもつながるので、**控えたほうがベター**。ポテトチップを食べるより、ショートケーキのほうがエネルギー量は抑えられます。**大福もち**なら、エネルギー、たんぱく質、塩分のすべてが低くなるので、**ベストの選択**です。

＊数値は、文部科学省「食品データベース」より計算

ただ、誰かの誕生日や友人とお茶するときなど、「今日はケーキが食べたい」ということもありますよね。我慢しすぎもストレスになるので、**たまになら食べてもOK**。**食べた後は、できるだけ体を動かしましょう**。とはいえ、ショートケーキ1個分のエネルギーを消費するには、75分ほど速歩きをしなければなりません。食べるのは簡単でも、消費するのはたいへん！　**できれば、食べる量を半分程度に**しましょう。

◉栄養成分表示もチェックしておく

市販のお菓子には、栄養成分が表示されています。買い物の際、**表示をチェック**すると、どんなお菓子にエネルギーやたんぱく質、塩分が多いのか、何となくわかってくるはず。たとえば、次のように表示されています。

［チョコレートクッキー1枚（10・8g当たり）］
エネルギー60kcal／たんぱく質0・8g／ナトリウム17・5㎎

［スナック菓子（1袋70g当たり）］

エネルギー334kcal／たんぱく質6・0g／ナトリウム754㎎

ナトリウム量で表示されているものは、「ナトリウム量（㎎）×2・54÷1000」で塩分相当量（g）を算出できます。**「ナトリウム量を2・5倍して1000で割る」**とざっくり覚えておくと便利です。

お菓子以外には、**ヨーグルト**や**ゼリー**もおすすめです。その場合も、成分表示をチェックして、**低エネルギー、低たんぱく、低塩分のものを選ぶ**ようにしてください。エネルギーにさえ気をつければ、食物繊維やビタミンCが補給できる**果物**もよいでしょう（120ページ参照）。

まとめ

おやつ選びは、エネルギー、塩分、たんぱく質のチェックが〝カギ〟

腎機能に効く!

36 メロン・アボカド・干しぶどう。高カリウム血症の人は要注意!

果物にはビタミンCや食物繊維が多く含まれています。そのため、〝**お菓子よりヘルシーだから、たくさん食べても大丈夫**〟と思っている人もいるかもしれません。でも、**食べすぎには要注意**。果物にもエネルギーはありますし、なかには高エネルギーのものも。果物だからといって、〝**いくら食べても大丈夫**〟**というワケではない**のです。

もう1つ、果物で注意したいのが「**カリウム**」です。カリウムはミネラルの一種で、体内環境を整えたり、血圧を下げたりする働きがあります。通常、血液中のカリウム濃度は腎臓が調節していますが、腎機能が低下していると、この調節がうまくいかず、**血液中のカリウム濃度が高くなりすぎる**「**高カリウム血症**」**を招き、不整脈を引き起**

こすことがあります。**バナナやメロン、アボカド、干しぶどう**などは、カリウムが多く含まれています。**高カリウム血症のある人は、とりすぎないよう気をつけましょう。**

◉果物は生ではなく、缶詰で食べる

カリウム摂取量を減らすには、生の果物ではなく、**缶詰の果物をとるのもよい**でしょう。カリウムは水溶性なので、缶詰のシロップに溶け込んでいます。**シロップは捨てて果物だけを食べれば、カリウム摂取量はダウン**。皮をむいたり、切ったりする手間がいらず手軽に食べられるのも、うれしいところです。一方、**ドライフルーツ**は栄養素が濃縮されるため、カリウムはグーンとアップします。腎機能を守るためには避けたほうがよいでしょう。

まとめ

果物は、高エネルギー&高カリウム食品。食べすぎは腎臓にNG!

腎機能に効く！

37 お酒は〃ほろ酔い〃で切り上げて血行促進&ストレス解消！

お酒は〃百薬の長〃といわれるとおり、**適量ならば、善玉コレステロールを増やして、心臓の病気を予防する効果があります**。慢性腎臓病の人でも、量さえ守れば大丈夫。**血行促進やストレス解消**のほか、**慢性腎臓病の進行を抑えてくれる**効果もあるのです。また、お酒は低たんぱく・高エネルギーなので、たんぱく質を制限している人には、エネルギー確保にも役立ちます。

◉ワイン2杯程度なら、慢性腎臓病の進行を抑える

では、適量とはどのくらいなのでしょうか？ アルコール量に換算して、**男性なら**

1日20～30㎖、女性なら1日10～20㎖が適量です。アルコール度数によっても異なりますが、お酒の種類別では、大体次のようになります。

［1日のお酒の適量（アルコール20㎖）＊］
日本酒……約1合（180㎖）
ビール……約500㎖（中ビン1本）
ウイスキー……ダブル1杯（60㎖）
ワイン……グラス約2杯（200㎖）
焼酎（乙類・25度）……約100㎖（コップ半分程度）

ふだん飲んでいる量よりも、ずっと少ないことにがっかりするかもしれません。けれども、アルコールのよい効果を得るためには、**適量を守るのが原則**。お酒は高エネルギーなので、飲みすぎると**肥満**につながりますし、**高血圧や糖尿病を招いたり**、悪

＊アルコール量20㎖程度の量を計算。アルコール度数でも異なる

化させたりする原因になります。それは、**腎機能の悪化にもつながります。**

腎機能はいったん低下してしまうと、残念ながら元に戻ることはありません。現在の腎機能を維持するために、お酒は適量を守って楽しむようにしましょう。

まずは、**ふだん飲んでいる量の半分に減らす**ことを目標にします。ふだんビール2缶＋ワインをグラス2杯飲んでいるなら、**ビール1缶＋ワイン1杯で終わり**にしてください。**その後はノンアルコール飲料に切り替え**ましょう。

お酒の買い置きは、飲みすぎの原因になります。買い置きはせず、**その日に飲む分だけを買う**ようにしてください。また、おつまみは、腎臓に負担をかけないよう、低エネルギー・低塩分のものを選ぶのがポイントです（126ページ参照）。

◉口論しながら飲むのはNG

お酒にはリラックス効果があるので、仲間と飲んでいるうちに酔いに任せて大騒ぎになったり、口論になってしまうことも少なくありません。けれども、興奮しすぎると、血圧を上げてしまうので、これはNG。酒量が増えるほど興奮しやすくなりますから、適量のお酒を**ゆっくり飲んで〝ほろ酔い〟加減**になったら、ノンアルコール飲料にチェンジするようにしてください。

また、毎日欠かさず飲むという人もいますが、肝臓に負担をかけますし、血圧を上げる要因にもなります。週に2日はお酒を飲まない**休肝日**をつくって、肝臓を休ませてあげましょう。

寝る直前に飲む寝酒も、肝臓に負担をかけます。アルコールの力で寝つきがよくなるかもしれませんが、逆に睡眠の質は低下してしまうのです。飲むのなら、就寝時までに肝臓がアルコールを分解できるよう、**夜8〜9時ごろまでには飲み終える**ようにしましょう。

まとめ

日本酒なら1合、ワインなら2杯まで。ほろ酔いで楽しめば腎臓にはやさしい

腎機能に効く!

38 腎臓にやさしいおつまみは、夏は冷奴、冬は湯豆腐がおすすめ

お酒の**おつまみといえば、から揚げ、ポテトフライなどの揚げ物が定番**。残業の後などには、こうしたおつまみとお酒で〝夕食代わり〟なんてこともあるかもしれません。でもこれ、腎機能が低下している人には、**おすすめできないパターン**。揚げ物は総じてエネルギー量が高いうえに、塩分も多くなりがち。お酒には食欲を増進させる作用もあるので、つい食べすぎてしまうことも少なくありません。

おつまみには、**低エネルギー&低塩分のものを選ぶのが正解**。おすすめは**豆腐や納豆**などの**大豆製品**です。低エネルギーで良質のたんぱく質を含むうえに、コレステロールを下げる成分もたっぷり。**「夏は冷奴、冬は湯豆腐」を定番にしましょう**。

カリウムの摂取制限がないなら、**おひたしやサラダ**など、食物繊維の豊富な**野菜メニューを追加**するのもよいでしょう。食物繊維は腎臓の負担軽減に役立つだけでなく、脂質の吸収を抑えたり、血糖値の上昇を緩やかにする作用があります。腎機能に加え、脂質異常や血糖値も気になる人は、特に積極的にとるようにしてください。

〝ひたすらお酒〟の飲み方はNG

お酒ばかり飲んでいて、おつまみにはまったく手をつけない人もいます。特に空腹時にこのような飲み方をすると、**悪酔いの原因**に。アルコールの血中濃度を急激に高めてしまうからです。低エネルギーのおつまみを食べながら、適量のお酒をゆっくり楽しむのが、**腎臓にやさしい飲み方**です。

まとめ
お酒のおともには、豆腐や野菜のおつまみが◎

腎機能に効く！

39 タバコは腎臓の血管を傷つけ、尿たんぱくを増加させる

タバコに含まれるニコチンなどの有害物質は**腎臓の血管を傷つけて、慢性腎臓病を悪化**させます。また、喫煙すると、**尿たんぱくが増加し、腎機能に直接ダメージを与えることもわかってきました。**

タバコの悪影響が及ぶのは、腎臓だけではありません。全身の血管を傷つけ、**血圧や血糖値を上げたりして、**動脈硬化を促進させます。動脈硬化が進むと、**脳梗塞や心筋梗塞**など、命にかかわる病気を引き起こすことにもなりかねません。また、喫煙で**がんのリスクも高まります**し、周囲の人や家族にも**副流煙の害**が及びます。

愛煙家にとってのタバコは〝至福の1本〟かもしれませんが、これらの不利益を上

回るものかどうか、冷静に考えてみてください。不利益のほうがずっと大きいはずです。禁煙すれば、不利益を回避できます。ここは、**きっぱり禁煙！ が正解**です。

◉禁煙成功にはポイントがある

禁煙成功のためには、まず**「いつから禁煙するか」を決めます**。「今日から」「明日から」など、具体的な開始日を決めたら、**家族や友人、同僚など、周囲の人にそれを宣言しましょう**。そうすれば、簡単に吸うわけにはいきませんよね。あなたが禁煙に取り組むことを宣言すれば、周囲の人は必ず応援してくれます。

そして1日中タバコを吸わなかったら、**手帳などに○印をつけて**いきましょう。禁煙が続いていることを、目で見て確認できると、**モチベーションアップ**につながります。カレンダーにつけると、あなたの努力が家族にもわかるので、おすすめです。

禁煙を始めると、「イライラする」「落ち着かない」などの症状が現れます。これはまさに**ニコチン依存の離脱症状。ここがふんばりどころ**です。これまでタバコを吸っていた場所には、近づかないようにしてください。深呼吸をしたり、軽いストレッチをしたりして、気分転換をしましょう。

口寂しいときは、**水やお茶を飲んだり、歯を磨くのがおすすめ。**低エネルギーの**ガムを噛む**のもよいでしょう。

◉〝失敗はつきもの〟とポジティブにかえて再チャレンジする

我慢できずに吸ってしまったときでも、「やっぱり禁煙は無理」などとネガティブに考えないことが大切です。〝失敗はつきもの〟くらいの気持ちで、**何度でも禁煙にチャレンジ**してください。ニコチン依存の程度によっては、自分だけの力では難しいこともあります。**禁煙外来**で、専門家の助けを借りるのもよいでしょう。

まとめ

たばこは百害あって一利なし！
禁煙宣言で少しだけ自分を追い込む

PART 5

時間も手間も必要ナシ

腎機能&合併症に効く運動習慣

腎機能に効く！

40 あなたの運動不足度をチェック！ 適度な運動で腎機能低下を防ぐ

以前は、運動は腎臓に負担をかけるといわれており、腎臓病の人には積極的に勧められていませんでした。しかし現在は、適度な運動が**腎臓のろ過機能をアップしたり、たんぱく尿を改善**したりする効果が注目されています。

また、適度な運動には、血圧や血糖値を下げるなど、**生活習慣病の改善に効果的**。**それが、腎機能の低下を防ぐ**ことにもつながるのです。

◉チェック項目が多い人はすぐに体を動かそう

現代人はとかく運動不足になりがち。当てはまる項目をチェックしてみてください。

【運動不足度をチェック！】

□仕事はデスクワークが中心
□去年より太った気がする
□首や肩がよくこる
□電車ではすぐ空席を探す
□エレベーターやエスカレーターをよく使う
□休日は家でゴロゴロしている
□ちょっとした距離でも、車を使う
□坂道や階段ですぐ息切れする
□同年代の人と比べて歩くスピードが遅い

当てはまる項目が多いほど、**運動不足度が高い**といえます。このままほうっておくと、生活習慣病を悪化させたり、腎機能の低下を進行させることに。次ページから具体的な運動法を紹介しています。**できることから、少しずつ始めていきましょう。**

まとめ

運動は腎機能低下を防ぐ。運動不足度が高い人はすぐにスタート！

腎機能に効く！

41 1分の「ちょこっと運動」で、毎日30分の運動ができる

運動が大事だとわかっていても、毎日、仕事や家事などに追われて、クタクタ。疲れて帰宅してから運動なんてしたくないと思いますよね。けれども、そこであきらめるのはちょっと待って。忙しい毎日でも、**ちょっとしたすき間時間はけっこうあるものです。**それをムダにせず、こまめに体を動かせば、**運動量はグーンとアップ！　腎臓のろ過機能改善やたんぱく尿改善に役立って、腎臓を守る効果が得られます。**

1分でも10分でも体を動かせる機会を探す

手軽に運動量を増やすには、**歩くのがいちばん。**たとえば、駅や会社内ではエスカ

レーターやエレベーターを使わず、できるだけ階段を使うようにします。昼食を買いに行くときも、ちょっと遠くのコンビニまで足を延ばせば、さらに5分プラス。買い物には自転車ではなく、徒歩で行きましょう。それだけで運動時間をグンと増やせます。家事をするときもダラダラせずに、**テキパキ動く**よう心がけてください。

「30分間続けてウォーキングする」のはちょっとたいへんですが、このような**「ちょこっと運動」ならハードルは高くありません**。たとえ1分でも体を動かす機会を増やしていけば、運動量は確実にアップします。**慣れてくれば体を動かすのも楽に**なりますから、**1日30分くらいの運動時間は無理なく確保できる**はず。

さらに、**正しいフォーム**（140ページ参照）**を意識して早足で歩けば**、運動効果はいっそう高まります。

まとめ

移動や買い物、家事はテキパキ動く！
それが積もれば30分はラクに超える

腎機能に効く!

42 はりきりすぎはNG! 運動の決め手は〝ラクかどうか〟

〝継続は力なり〟といわれますが、**運動はまさにそれ。**

適度な運動を、〝たまに〟ではなく**コツコツと続けていく**ことで、少しずつその効**果が現れてくる**のです。

運動を続けていると心臓や肺の機能が鍛えられ、酸素を効率よく体内に取り込めるようになります。すると、**心臓の負担が減り、血圧や血糖値、血中脂質などが改善し**ます。さらに**体重も減ってきます。**その結果、**腎機能の低下が抑えられ、慢性腎臓病の進行を防ぐというワケ。**

運動の大きな効果は、**続けてこそ得られるもの。**それを忘れないでください。

◎少しずつレベルを上げて慣れていく

これまで運動習慣のない人が突然、きつい運動を始めても長続きしません。運動を続けていくには、「**ラクなこと**」から始めましょう。その後「**ややきつい**」ところまで、**少しずつレベルを上げていくのが、継続させるコツ**です。

【レベル1】今までより多く歩く

生活のなかで、できるだけ**歩く機会を増やす**ようにします（134ページ参照）。

【レベル2】目標を決めて歩く

「1日1万歩歩く」など、**目標を決めて歩きましょう**。手帳やスマートフォンなどに、どのくらい歩いたかを記録すると、励みになります。**早歩きを心がければ、さらに効果アップ！**

【レベル3】スポーツを始める

週末などに時間を見つけて、**スポーツにチャレンジ**しましょう。家や職場の近くなどで、利用しやすい施設を探してみましょう。地域の運動サークルに入るのも○。

◉早歩き、ダンス、ゴルフ、ジョギング、水泳がおすすめ

腎臓を守るためには、**「きつい」と感じる運動はNG**です。「ラクだ」から「ややきつい」と感じる程度の運動がおすすめ。

感覚には個人差がありますが、「**メッツ**」という単位が参考になります。これは運動・活動の強さを表したもので、安静時の状態を「1メッツ」として、**腎機能改善には5～6メッツの運動**が適しています。

【運動強度の例】*

3メッツ……掃除、普通歩き、ゲートボール

4メッツ……庭仕事、少し速く歩く、水中ウォーキング
5メッツ……早歩き、ダンス、ゴルフ
6メッツ……ジョギング、水泳

3〜4メッツの運動は、強度は低いものの、積み重ねることで効果が期待できます。5〜6メッツの有酸素運動では呼吸や脈がやや速くなり、少し汗ばんできます。これを**1日30分行うのが理想的**です。**腎機能維持＆生活習慣病の改善に大きく役立ちます。**

運動の前後には、けが予防のためにも、**準備運動**や**整理運動**をしっかり行ってください。熱があったり、血圧が高いときなどは、無理せず休みましょう。**運動の強度や量については、定期的に医師に確認すると安心**です。

まとめ

呼吸がやや速くなり、軽く汗ばむ程度の早歩き、ゴルフ、ジョギング、水泳が◎

＊日本腎臓学会「腎疾患患者の生活指導・食事療法に関するガイドライン」より

腎機能に効く!

43 正しいウォーキングで運動効果がぐっと高まる

腎機能低下を防ぐには、体内に酸素を取り入れながら行う**「有酸素運動」が効果的**です。**全身の血行を促進**して高血圧の改善に役立つうえ、体内に取り入れた酸素が脂肪を燃やしてくれるので、**肥満の改善にもつながるからです。**

◉正しいフォームで歩けば運動効果アップ

有酸素運動は軽いジョギングやサイクリング、水泳などが代表的ですが、手軽さからいえば、**ウォーキングがいちばん!** いつでもどこでも、道具なしでできますし、お金もかかりません。とはいえ、ダラダラ歩くのでは効果半減です。運動効果を高めるには、**正しいフォームを守るのがポイント**です。

正しいフォームは、まず**姿勢を整える**ことが大切です。**おなかを引っこめて、背筋を伸ばします。あごは軽く引いて、視線は進行方向に向けてください。歩幅は大きく、地面を蹴るようなつもりで歩きましょう**。腕を前後に大きく振ると、さらに運動効果がアップします。

まずは1日10分、正しいフォームで歩けばOK! 通勤時に最寄り駅まで歩く、徒歩で買い物に行くなどすれば、すぐに目標はクリアできます。慣れてきたら、20分、30分と歩く時間を延ばしていきましょう。毎日は難しくても、**週に1～2回で十分な運動になります**。正しいフォームで全身の筋肉を使って歩けば**気分もスッキリ、ストレス解消にもつながります**。

まとめ

まずは1日10分でOK!
正しいフォームなら十分な運動になる

腎機能に効く！

44 テレビの時間に〝ながら筋トレ〟で血糖値や脂質を改善する！

有酸素運動に慣れてきたら、**筋トレをプラス**してみましょう。

筋トレで筋肉が増えると、基礎代謝がアップして太りにくくなりますから、**肥満や血中脂質の改善に効果的**です。また、筋肉でブドウ糖がたくさん使われるようになるので、インスリンの働きがよくなり、**血糖値も下がってきます**。その結果、**腎機能にもよい効果をもたらす**のです。

年とともに、誰でも筋肉は徐々に衰えてくるもの。筋肉が衰えると、骨や関節にかかる負担が増えて、ひざが痛くなったり、けがをしやすくなります。転倒による骨折から、寝たきりになるケースもあります。腎臓を守るためにも、健康長寿のためにも、今から**筋肉を鍛えておくのが得策**です。

◉テレビを見ながら、家事をしながらでOK

筋トレといっても、ダンベルやチューブを使うような難しいものではありません。**テレビを見ながら、家事をしながら行える簡単なものなので、誰にでもできます。**

ただ1つだけ、コツがあります。それは呼吸を止めず、**ふだんどおりに呼吸しながら行うこと。**反動や勢いをつけずに、鍛えている筋肉を意識しながらやると、より効果的です。では、具体的な方法を紹介しましょう。

［片足立ち］

足腰の筋力を鍛えるとともに、バランス能力をアップさせる筋トレです。**いすの背を横にして立ち、片手でいすの背につかまって片側の膝を曲げ、足を上げます。その状態を30秒間キープ。**反対の足も同じように行ってください。

［つま先立ち］

ふくらはぎの筋力を鍛える筋トレです。**いすの背の後ろに立ち、背筋を伸ばして両手でいすの背につかまり、両足のかかとを上げます。そのまま3～5秒間キープし、かかとを下ろします。**これを10回繰り返してください。

どちらの筋トレも、テレビを見ながらできます。

いすの代わりに、台所の流し台などにつかまってもできますね。たとえば、テレビのCM中に筋トレする、お湯をわかしている間に筋トレするなど、**すきま時間を利用するのがおすすめ**です。

立ったままの筋トレがきついという人には、いすに座って行う方法もあります。

［つま先立ち（座って行う場合）］

いすに座り、「1、2、3、4」と数えながら、4秒ほどかけて両足のかかとを上

げます。次に「5、6、7、8」と数えながら、4秒ほどかけてかかとを下ろします。これを5回繰り返します。ふくらはぎを鍛えるトレーニングです。

［もも上げ］

足のつけ根を鍛える筋トレです。**いすに座って「1、2、3、4」と数えながら、4秒ほどかけて片足のももを上げます。次に「5、6、7、8」と数えながら、4秒ほどかけて元に戻します。**反対側の足も同じように行います。左右1回ずつを1セットとして、5セットを目標に行います。

筋トレは、やりすぎると体に負担をかけることもありますから、**無理のない範囲で行いましょう。**自分ができることを積み重ねていけば、十分効果は得られます。

まとめ

テレビを見るときは、つま先立ち＆片足立ちで筋力アップ

腎機能に効く！

45 継続のコツは、効果がわかる体重の〝見える化〟

肥満があると、たんぱく尿が出やすく、腎臓に負担をかけます。特に、内臓に脂肪がつく「内臓脂肪型肥満」の場合は、メタボリックシンドロームを招いて、さらに腎機能を悪化させる原因に。**適正体重にまで、体重を減らす**必要があります。

減量のためには、**食生活改善&適度な運動を続けることが大切**。でも、なかなか続かない人が多いものです。これは、その**改善効果がわかりにくいため**。

そこでおすすめしたいのが、**改善効果の〝見える化〟**です。生活習慣の改善効果は、「体重の減少」という形で現れてきますから、毎日、体重を量って手帳などにメモしましょう。体重の変化を〝見える化〟することで、**あなたの努力も目に見えるようにな**

ります。効果を確認できれば、モチベーションアップにつながります。

◉毎日同じ時間に量るのがポイント

まずは一度、**現在の体重を測定してみましょう**。次に、体格に見合う適正体重を「身長（m）×身長（m）×22」から算出します。これが**最終的な目標体重**です。いきなりここまで減らすのは難しいので、**最初は現在の体重の5％を減らすことを目標に**しましょう。たとえば、身長174cmで体重72kgの人の場合、適正体重は66・6kg。最初の目標は体重の5％で、3・6kg減です。

体重は食事の前後など、1日の中でも増減がありますから、**毎日同じ時間に量って**記録します。記録したものを、受診時に医師に見せると、診断や治療にも役立ちます。

◉効果がないときは生活習慣を再チェック

体重が減っていれば、生活改善がうまくいっている証拠。逆に、生活改善を数ヶ月ほど続けても、**体重が減らなければ、今一度生活を見直して**みましょう。

□運動量は少なくないか
□外食や間食の回数が多くないか
□適量を越えるお酒を飲んでいないか

つい羽目を外してしまうことは、誰にでもあること。その後、**きちんと軌道修正すればよい**のです。当てはまることがあれば、初心にかえって改善していきましょう。

特に思い当たることもないのに、短期間で体重が増えた場合は、**むくみの悪化が原因かもしれません**。受診時に医師に相談してみてください。

まとめ
毎日の体重測定で効果をチェック。上手くいっていれば自分をほめる！

PART 6

毎日、
続けられる!

腎機能をグッとよくする生活術

腎機能に効く!

46 1日2回の血圧測定が腎臓を守る

腎臓を守るためには、定期的に病院で検査を受けるのはもちろんのこと、日ごろの健康管理も大切です。なかでもおすすめしたいのが、**体重測定**（146ページ参照）と**血圧測定**です。

腎臓は、血圧と密接な関係にあります。腎臓は、「レニン」や「プロスタグランジン」などのホルモンを分泌して、血圧をコントロールしているのです。ところが何らかの原因で**血圧が高くなると、腎臓の血管が傷つき、腎機能が低下**してしまいます。すると、血圧をうまくコントロールできないため、**さらに血圧が高くなるという悪循環**に。この状態が続くと、**慢性腎不全**を招いたり、**心血管病**のリスクが高くなります。

血圧の管理は、慢性腎臓病の重要な対策の1つ。もちろん病院でも定期的に血圧を測定しますが、それだけでは不十分。というのは、血圧は心理的な影響を受けやすいので、診察室で測るときだけ血圧が高くなる「**白衣高血圧**」のことがあるからです。逆に、診察室では低いのに家庭では高い「**仮面高血圧**」のことも。白衣高血圧や仮面高血圧を発見するには、**家庭で血圧を測るのがいちばん！**　運動を行うかどうかの目安としても役立ちます。

◉朝と夜の1日2回、正しく測るのがコツ

家庭血圧は**朝と夜の1日2回測って、記録します。朝は、起床後1時間以内で、朝食前、薬を飲む前**に測ります。**夜は寝る直前**がよいでしょう。

たとえば、朝起きてトイレに行ったら、体重と血圧を測るというように、自分の生活パターンのなかに取り込むと忘れにくくなります。洗顔や歯磨きなどと同じように**日課に**してしまえば、ラクちんです。

測定するときは、**トイレはすませておくのが原則**。その後、**1～2分ほどいすに座って安静にし、血圧計のカフを心臓と同じ高さになるように巻きます。2回測定して、平均値を出すのがベスト**。慢性腎臓病の人の降圧目標は次のようになっています。

【慢性腎臓病の人の降圧目標】
診察室血圧……130／80㎜Hg未満
家庭血圧……125／75㎜Hg未満

血圧は常に変動していますから、1回ごとの血圧の値に一喜一憂することはありません。毎日測定して、全体のレベルを把握することが大切です。

◉下がらないときは生活習慣を再チェック

数ヶ月ほど血圧を測定して、**下がっていれば生活習慣の改善がうまくいっていると**

考えてOK。下がらないときは、生活習慣をもう一度見直してみてください。

□塩分の多い食事をしていないか
□野菜や食物繊維は十分とっているか
□ストレスがたまってイライラしていないか
□運動は続けているか
□降圧薬は正しく飲んでいるか

高血圧の原因は、食事や運動、ストレスなどさまざまなものがあります。当てはまるものがあれば、改善していきましょう。

まとめ

起床後と寝る直前には血圧測定。その日の調子や改善効果がわかる

腎機能に効く!

47 "ぬるめのお風呂"で血行促進! 腎機能維持に効果的

1日の疲れを癒すには、なんといってもお風呂がいちばん! シャワーですます人もいますが、できれば湯船に入るのがおすすめです。

お湯につかる効果は3つあります。まず1つは、体が温まる温熱効果。2つめは水の圧力が体にかかることで得られる効果。そして3つめは浮力の効果です。この3つの効果によって、全身の血行がよくなり、新陳代謝が促されます。腎臓にも酸素や栄養素がたっぷり届けられるため、腎機能の回復に役立ちます。

また、こりかたまった筋肉がほぐれるので、疲労回復にも○。さらに、副交感神経が活発になるので、心身ともにリラックスできます。お湯につかって「フーッ」とひと息。1日の終わりにそんな時間をもつのが、心身の疲れをとるのにも、腎臓を守るためにも、よいのです。

37〜40度前後のお湯に3〜5分つかる

湯船に入るといっても、突然熱い湯につかるのはNG。血圧の急上昇を招いて心臓に負担をかけます。血圧の急激な変化は、高血圧の人はもちろんのこと、腎機能が低下している人にもよくありません。

血圧の急激な変化を防ぐには、42度以上の熱い湯は避けましょう。**37〜40度くらいの「ちょっとぬるいかな」と感じる程度がベスト**です。10分以上続けて湯につかると、心臓に負担がかかるので、**1回3〜5分までにとどめるのがポイント**です。

胸より下だけ湯につかる**半身浴**なら、水圧が小さくなるので、心臓への負担をより減らすことができます。肩が冷えるようなら、タオルなどをかけておくとよいでしょう。

また、寒い季節は**脱衣所を暖めておくことも大切**です。浴室と脱衣所の温度差が大きいと、出入りのときに血圧を急上昇させてしまうからです。お風呂から上がったら湯冷めしないよう、よく体をふいて、すぐに服を着るようにします。髪も早めに乾かすようにしてください。

体調や入浴のタイミングによっては、腎臓や心臓に負担をかけることもあります。次のようなときは、**入浴は避けてシャワーですますか、時間をずらして入浴する**ようにしてください。

【こんなときは入浴をやめる】

□むくみがある
□血圧がいつもより高い
□食事の後すぐ
□お酒を飲んだ直後

◉入浴剤やマッサージでリラックス効果をさらに高める

湯船に入るのがめんどうという人も、**入浴ならではの〝楽しみ〟**を見つけてみてはどうでしょうか。たとえば、**入浴剤**。香りや効能など、さまざまなものが市販されています。いくつか使ってみて、自分の好みのものを見つけてみてください。香りは副交感神経を活発にして、緊張を和らげてくれるので、リラックス効果がアップします。ゆずやしょうぶ、みかんの皮など、天然の香りも、季節感があってよいですね。

また、**湯船の中でマッサージ**をすると、血行促進効果がアップ！　立ち仕事で足がむくんでしまう人はふくらはぎをマッサージしてみて。肩こりが気になる人は、シャワーを肩に当てるのもおすすめです。

まとめ

お風呂タイムはぬるめで半身浴。たっぷりの酸素や栄養が腎臓に届く

腎機能に効く！

48 尿たんぱくを減らす、たった2つの「快眠ルール」

ふだん、あなたの睡眠時間はどのくらいでしょうか？　**6時間未満という人はちょっと少ないかもしれません。**実は**睡眠と腎臓には深い関係**があるのです。

◉睡眠不足は心血管病のリスクとなる

慢性腎臓病の診断項目の1つに、たんぱく尿があります。ある調査では、睡眠時間が5時間以下になると、**このたんぱく尿が出やすくなる、**つまり**慢性腎臓病になると**報告されています。

また、睡眠不足が続くと、睡眠中に分泌されるホルモンや自律神経の働きが乱れて、

生活習慣病を引き起こしやすくなります。その1つが、高血圧。血圧は1日のなかで睡眠中に最も低くなります。これは、体をリラックス状態にする副交感神経が活発になるためです。ところが、睡眠不足が続くと、体を興奮状態にする交感神経が活発な状態が続くので、**血圧が下がりにくくなり、高血圧を招く**のです。

そのほか、**高血糖**や**脂質異常**を招いたり、**肥満**を引き起こすことも。すると当然、腎臓にも悪影響が及び、**腎機能の低下につながります**。さらには、動脈硬化を促進させて、**心筋梗塞**や**脳卒中**などの心血管病のリスクを高めることにもなるのです。

腎臓のためにも、毎日を元気に過ごすためにも、一度睡眠を見直してみましょう。

生活全体のリズムを正せば、7~8時間眠れるようになる

ぐっすり眠るためには、**2つのルール**があります。まず1つは、**規則正しい1日を過ごすこと**。〝なんだ、そんなことか〟なんて声が聞こえてきそうですが、そんな当たり前のことでも、意外と守れていない人が多いのです。

たとえば、朝は出社ギリギリまで寝ていて、**朝食は抜き**。仕事はデスクワーク中心だけど、朝食を抜いた分おなかがすくので、**昼食は丼物＋麺類をドカ食い**。**夕食は居酒屋で1杯やりながら**。帰宅してシャワーを浴びたら、布団の中で**眠くなるまでスマホをチェック**。こんな1日を繰り返していては、睡眠の質は下がるばかりです。**規則正しい生活のポイントは次の3つ**です。

【1】食事は3食とる

適正なエネルギー量の食事を、3食きちんととるようにします。夕食は体に負担をかけないためにも、肥満予防のためにも、**寝る3時間前に食べ終わる**のがベスト。

【2】適度な運動をする

昼間にこまめに体を動かして（134ページ参照）、**エネルギーをしっかり消費しましょう**。肥満予防になるとともに、ほどよい疲れがスムーズな眠りを誘います。

［3］寝る2～3時間前に入浴する

1日の疲れを和らげるには、シャワーですませず、**湯船にゆったりつかるのがおすすめ**（154ページ参照）。**寝る2～3時間前に入浴**すると、就寝時にはちょうど体温が下がって、眠りやすくなります。

もう1つの快眠ルールは、**寝つきを悪くする習慣をやめること**です。たとえば、**寝る直前のお酒やタバコ**は睡眠の質を低下させます。**夕食後にコーヒー**など、カフェインを含む飲み物をとるのも、避けたほうがよいでしょう。

私たち人間には、**昼間に活動して、夜は眠るという自然のリズム**があります。そのリズムを取り戻すことが、心身の疲労を回復し、腎臓を守ることにつながるのです。

まとめ

快眠ルールでぐっすり眠れば、腎臓の負担減！

腎機能に効く！

49 腎臓の血管を傷めつけるストレスとは早めにサヨナラ！

仕事や人間関係などのストレスがあると、誰でもイライラしたり、気分が落ち込んだりするもの。でも、それだけではありません。ストレスは、**体の機能にも大きな影響を与える**のです。血圧や血糖値が高くなったり、不眠を引き起こすこともあります。ストレスから暴飲暴食をして肥満を招いたり、タバコの本数が増えることも。このような状態が続くと、**腎臓の血管が傷つき、さらに腎機能を低下させてしまう**のです。

●ストレスは早めにこまめに解消！

多かれ少なかれ、**ストレスがあるのは当たり前**のこと。大切なのは、**ためこまずに、**

早めに解消することです。そこで、**ストレス解消のヒント**を紹介しましょう。

ストレスをためやすい人は、ネガティブな考え方にとらわれていることが多いようです。たとえば仕事でミスをしたとき、「自分の能力ではできない」のではなく、「まだ成長するチャンスがある」というように、**発想を変えてみましょう。ひとりで抱え込まず、友人や家族などに話す**だけで、気が楽になることもあります。

ストレスの解消法として**お酒やタバコはＮＧ**。かえって体を傷つけてしまいます。**音楽を聴く、お茶を楽しむ、自然のなかを散歩する**などはどうでしょうか。聴覚や嗅覚を刺激して、ふだんとは違う、ゆったりした時間を楽しみましょう。**絵を描く、楽器を演奏する、手芸をする**などの趣味に没頭するのもよいですね。また、**軽めのスポーツ**で体を動かして汗をかくと、モヤモヤした気分もすっきりします。

まとめ

ストレスは腎臓に悪影響！
早めにこまめに解消する

腎機能に効く!

50 がんばりすぎの生活から腎臓をいたわる生活にシフト!

慢性腎臓病の診療においては、「**生活指導区分**」というものが決められています。これは、病状や進行具合に応じて、**通勤や通学時間、活動の運動強度などを、段階的に制限**していくものです。たとえば、肉体労働や深夜労働などは腎臓に大きな負担をかけますから、**慢性腎臓病の進行具合によっては、調整が必要**になるのです。

◉がむしゃらな働き方は見直しを

慢性腎臓病の初期の段階では、通勤時間や運動強度の制限はありません。**規則正しい生活を心がければ大丈夫。早寝早起きをして、1日3食とるといった規則正しい生**

活が、腎臓を守るのです。ただ、これまでは体のことを考えずに、がむしゃらに働いてきたという人も多いでしょう。そうした人は、「これまでのようには働けないのか」とガッカリするのではなく、**働き方や生活を見直すチャンス**だと考えてください。

まずはできるだけ残業を減らして、**疲れをためないように**気をつけます。昼休みや休憩時間などは、きちんと休みます。そのほうが午後の集中力もアップするはず。**休日は十分な休養**を心がけましょう。**軽い運動**は、ストレスの解消にもなるのでおすすめです（162ページ参照）。**付き合いや接待などのお酒の機会は、なるべく減らす**ようにします。症状がないからといって、これまでどおりの生活を続けていると、いっそう腎機能を低下させることに。症状が出てからでは遅いのです。**初期の段階から、腎臓をいたわる生活にシフト**するのが正解です。

まとめ

慢性腎臓病とわかったら、仕事も家事も無理をしない

腎機能に効く！

51 夏は冷房、冬は寒さ対策が腎臓の働きを守る

慢性腎臓病の人が気をつけなければならないのは、**体の冷え**。体が冷えると、全身の血管が収縮して血流が悪くなり、**血圧を上昇**させます。それが、**腎臓の血管を傷つけて腎機能を低下**させてしまうのです。また、慢性腎臓病の人は免疫力が低下しているので、寒い季節には、**かぜやインフルエンザなどの感染症**にもかかりやすくなります。**冷えは腎臓の大敵**なのです。

●冷えと寒暖差に気をつけて血圧の上昇を防ぐ

血圧対策としては、**冷えとともに寒暖差も重要**です。**室内と室外の温度差は大きく**

なりすぎないようにしましょう。**5度以内を目安**としてください。

夏は**冷房対策が必須**。電車内やお店、職場では冷房がききすぎていることも多く、すぐに体が冷えてしまいます。**カーディガン**や**ひざかけ**などをいつも持ち歩いて、「ちょっと寒いな」と感じたら、サッとかけられるようにしましょう。できれば、**冷房や扇風機の風が直接当たらない席を選ぶ**ようにしてください。

冬は、温度差が大きくなりやすい**トイレや脱衣所に注意**。**小型の暖房器具を置いておく**のがおすすめです。外出時は厚手のものを着るよりも、**薄手のものを重ねて着る**ほうが体温を逃がしにくくなります。**帽子**や**マフラー**、**手袋**などをすれば万全。

季節にかかわらず大切なのは、**病気に負けない体力**をつけること。栄養バランスのよい食事と適度な運動を心がけ、免疫力アップを目指しましょう。

まとめ

衣服や空調の調整で、夏も冬も腎臓を冷えから守る

腎機能に効く!

52 手洗い・うがい・マスクは腎機能低下も防ぐ!

私たちの体にはもともと、外から侵入するウイルスや細菌などと戦う力が備わっています。これがいわゆる「免疫力」。しかし、**慢性腎臓病の人は、自分では気づかなくても、この免疫力が落ちています。**特にたんぱく質の制限をしている人や、副腎《ふくじん》皮質《ひしつ》ステロイド薬や免疫抑制薬を使っている人は要注意。**かぜやインフルエンザなどの感染症にかかりやすく、また重症化しやすい**のです。

さらに感染症にかかって発熱すると、いっそう腎機能が低下してしまいます。腎臓を守るためにも、危険な状態に陥らないためにも、日ごろからしっかりと**感染症対策**を行っていきましょう。

◉日ごろからの感染症対策と予防接種が大切

感染症対策は、**手洗い**、**うがい**、**マスク**の3つが基本です。インフルエンザの流行期前には**ワクチン接種**も受けておきましょう。家族もいっしょに接種しておくと、より安心です。ただ、IgA《アイジーエー》腎症やネフローゼ症候群、ループス腎炎などでは、予防接種が勧められないこともありますので、事前に医師に相談してください。

ふだんの生活のなかでは、〝**疲れたら無理せず休む**〟**のが鉄則**。「**なんだか体調が悪いな」と思ったら、かかりつけ医を受診**してください。体調が悪いときは、とりあえず市販薬で様子をみるという人もいますが、市販薬のなかには腎機能を低下させるものもあります。受診して、自分に合う薬を処方してもらったほうが安心です。

まとめ

手洗い・うがい・マスクは必須！
具合が悪ければ必ず受診

腎機能に効く!

53 薬は治療の〝柱〟。増量・中止・市販薬との併用は医師に相談

慢性腎臓病の治療は、**3つの柱**で進めていきます。柱の1つめは**食事療法**、2つめが**生活習慣の改善**、そして3つめが**薬物治療**です。

◉腎機能低下の原因に合わせて使われる

薬物治療は、**病状や進行によって薬を使い分けます**。たとえば、高血圧があれば、血圧を下げる降圧薬や、尿量を増やして水分や塩分の排出を促す利尿薬などが用いられますし、腎臓に炎症があれば、副腎皮質ステロイド薬が用いられます。

腎臓病の症状を抑える薬としては、赤血球を増やす赤血球造血刺激因子製剤、高カ

リウム血症を改善する陽イオン交換樹脂などがあります。

いずれにしても、**「薬さえ飲んでいればOK」というわけではありません**。降圧薬を飲んでいても、塩分の多い食生活を続けていたら、血圧は下がりませんよね。それと同じで、薬とともに食事療法や生活習慣の改善を並行して進めなければ、**薬の効果は期待できません**。腎臓を守るには**「3つの柱」が必要**なのです。

また、食事療法や生活習慣の改善のみで、処方された薬を自己判断でやめてしまう人もいますが、それは最も危険です。

腎臓は薬の排泄にかかわるので、病状に応じて、薬の使用が決められています。自己判断で中止したり、増量したりせず、**医師の指示を守って服用**してください。**ほかの病気の薬や市販薬、サプリメントとの併用も、事前に医師に相談**しましょう。

まとめ

食事・生活習慣があってこそ薬の力が腎臓に効く！

腎機能に効く！

54 〝明日があるさ〟の精神で食事や生活の改善を続ける

いったん下がった腎機能は、残念ながら**元に戻ることはありません**。しかし、**ほうっておけば、どんどん腎機能は低下してしまいます**。それを食い止めるために必要なのが、**食事療法**や**生活習慣の改善**です。

食事療法や生活習慣の改善は、**長い間ずっと続けていくもの**。「数ヶ月がんばれば終わり」というものではないのです。長年、積み重ねてきた生活習慣を変えるのには、時間もかかりますし、ストレスを感じることもあるはず。できなかったからといって、自分を責めたり、焦ったりすることはありません。〝**今日はダメだったけど、明日取り戻せばいいいや**〟という気持ちで、**ゆったり改善を進めるのが継続のコツ**です。

継続できない人は〝ココ〟を見直す

生活習慣の改善が続かない理由は、主に**「思うように成果が出ない」「食べたい気持ちに負けてしまう」「めんどうになる」**の3つ。そんなときの対処法を紹介します。

［ケース1］成果が出ないのでいやになる

食事療法の成果は一朝一夕で出るものではありません。とはいえ、なかなか結果が出ないと、やる気もなくなってしまいますね。そんなときは、**目標をちょっと低めに設定するのがポイント**。目標の設定が高すぎると、なかなか結果が出せずに、焦りがちです。ゆっくりしたペースでＯＫ。適度な運動を取り入れるのもよいでしょう。

［ケース2］食べたい気持ちに負けてしまう

脂っこいものや塩辛いものが好きな人が食事療法を始めると、物足りなく感じて、つい好物を食べてしまうこともよくあります。全部を変えるのではなく、**献立のなかの1品だけは、これまでどおりの味付けでもOK**です。少しずつ、舌を慣れさせていきましょう。「制限されている」と思うと、ストレスになるので、**「新しい食の世界を開拓する」というポジティブな気持ち**で取り組んでみてください。

［ケース3］食事内容を考えるのが面倒くさい

毎日の仕事や家事で忙しいと、〝食事内容を細かく考えるのはめんどう……〟確かにそうですよね。けれども、**めんどうだからとほうっておけば、腎機能はどんどん低下**してしまいます。本書の**〝コツ〟を1つからでも、やってみましょう**。ちょっとの工夫で、腎臓にやさしい生活へとシフトすることができます。

まとめ

完璧は求めず、焦らずやるのが悪化を防ぐ確実な方法

●監修
山縣邦弘（やまがた　くにひろ）
筑波大学医学医療系腎臓内科学教授。
1959年生まれ。1984年筑波大学医学専門学群卒業。筑波大学内科、日立総合病院腎臓内科主任医長、オレゴン大学、筑波大学助教授、筑波大学大学院人間総合科学研究科助教授などを経て、2006年より現職。専門は腎臓病。

●食事監修（P14～130）
石川祐一（いしかわ　ゆういち）
茨城キリスト教大学生活科学部食物健康科学科准教授。管理栄養士。
1962年生まれ。1985年東京農業大学農学部栄養学科卒業。2014年同大学農学研究科環境共生学専攻修了。博士（環境共生学）。食品会社研究開発部、日立製作所日立総合病院栄養科科長などを経て現職。

参考資料

『CKD診療ガイド2012』日本腎臓学会 編（東京医学社）
『コメディカルのためのCKD（慢性腎臓病）療養指導マニュアル』山縣邦弘 編集（南江堂）
『NHKここが聞きたい！名医にQ 腎臓病のベストアンサー』槇野博史／木村健二郎／山縣邦弘 監修（主婦と生活社）
『NHKきょうの健康 腎臓病の食事術』山縣邦弘／石川祐一監修（主婦と生活社）
『別冊NHKきょうの健康 慢性腎臓病（CKD）』富野康日己 総監修（NHK出版）
『明解！あなたの処方箋 最新版 本気で治したい人の腎臓病』富野康日己 監修（学研パブリッシング）
『名医の図解 腎臓病に克つ生活読本』富野康日己 著（主婦と生活社）

※本書は、2014年発行『健康図解 今すぐできる!腎機能 守る!効く! 40のルール』をもとに、大幅加筆し、再編集したものです。

健康実用　**賢機能を守る!下げない! 54のコツ**

2015年10月27日　第1刷発行
2023年4月16日　第12刷発行

発行人　土屋　徹
編集人　滝口勝弘
編集長　古川英二
発行所　株式会社Gakken
〒141-8416　東京都品川区西五反田2-11-8
印刷所　中央精版印刷株式会社

この本に関する各種お問い合わせ先

●本の内容については下記サイトのお問い合わせフォームよりお願いします。
https://www.corp-gakken.co.jp/contact/
●在庫については　TEL 03-6431-1250(販売部)
●不良品(落丁、乱丁)については　TEL 0570-000577
学研業務センター　〒354-0045 埼玉県入間郡三芳町上富 279-1
●上記以外のお問い合わせは　TEL 0570-056-710(学研グループ総合案内)

staff
装丁　高橋芳枝（高橋デザイン事務所）
本文デザイン　バラスタジオ、高橋芳枝（高橋デザイン事務所）
校正　ペーパーハウス
編集協力　オフィス201（羽山奈津子）寺本 彩